監修 田尻久雄　編集 井上晴洋／斎藤 豊

消化器内視鏡の登竜門

内視鏡診断のすべてがわかる虎の巻

其の壱「心」の章
其の弐「知」の章
其の参「技」の章
其の四「精選症例クイズ」

南江堂

監修者

田尻　久雄　　東京慈恵会医科大学先進内視鏡治療研究講座

編集者

井上　晴洋　　昭和大学江東豊洲病院消化器センター
斎藤　豊　　　国立がん研究センター中央病院内視鏡科

編集協力者

郷田　憲一　　昭和大学江東豊洲病院消化器センター（現 獨協医科大学消化器内科）
阿部清一郎　　国立がん研究センター中央病院内視鏡科

執筆者 （執筆順）

井上　晴洋　　昭和大学江東豊洲病院消化器センター
角　　一弥　　昭和大学江東豊洲病院消化器センター
郷田　憲一　　昭和大学江東豊洲病院消化器センター（現 獨協医科大学消化器内科）
浦上　尚之　　昭和大学江東豊洲病院消化器センター
居軒　和也　　国立がん研究センター中央病院内視鏡科
斎藤　豊　　　国立がん研究センター中央病院内視鏡科
阿部清一郎　　国立がん研究センター中央病院内視鏡科
高丸　博之　　国立がん研究センター中央病院内視鏡科
吉永　繁高　　国立がん研究センター中央病院内視鏡科
小田　一郎　　国立がん研究センター中央病院内視鏡科
坂本　琢　　　国立がん研究センター中央病院内視鏡科
池田　晴夫　　昭和大学江東豊洲病院消化器センター
西川　洋平　　昭和大学江東豊洲病院消化器センター
大南　雅揮　　昭和大学江東豊洲病院消化器センター
鬼丸　学　　　昭和大学江東豊洲病院消化器センター
中谷　行宏　　国立がん研究センター中央病院内視鏡科
首藤　龍人　　国立がん研究センター中央病院内視鏡科
西本　正幸　　昭和大学江東豊洲病院消化器センター
田邊　万葉　　昭和大学江東豊洲病院消化器センター
上野　明子　　昭和大学江東豊洲病院消化器センター
中村　佳子　　国立がん研究センター中央病院内視鏡科
鈴木　晴久　　国立がん研究センター中央病院内視鏡科
市島　諒二　　国立がん研究センター中央病院内視鏡科
山本　甲二　　国立がん研究センター中央病院内視鏡科
河野　真　　　昭和大学江東豊洲病院消化器センター
野中　哲　　　国立がん研究センター中央病院内視鏡科
貝瀬　満　　　日本医科大学消化器内科
日原　大輔　　国立がん研究センター中央病院内視鏡科
田中　優作　　国立がん研究センター中央病院内視鏡科

江郷　茉衣	国立がん研究センター中央病院内視鏡科
張　　萌琳	国立がん研究センター中央病院内視鏡科
関口　正宇	国立がん研究センター中央病院検診センター/内視鏡科
平野　直樹	昭和大学江東豊洲病院消化器センター
山田　真善	国立がん研究センター中央病院内視鏡科

監修の序

　この度,「消化器内視鏡の登竜門」が南江堂から発刊されることになった. 編集にあたられた井上晴洋先生と斎藤　豊先生は, 日本を代表して世界中の消化器内視鏡学会, ライブデモ, セミナーなどで大活躍しているスーパースターである. そのお二人がセンター長を務められている昭和大学江東豊洲病院消化器センターと国立がん研究センター中央病院内視鏡センターは, ともに世界のトップレベルの消化器内視鏡センターであり, 常に数多くの国内外の研修医が集まっている. 本書は, 両施設の精鋭スタッフが叡智を結集して執筆された渾身の一冊である. 本書の主な特徴として, 以下の点があげられる.

①消化器内視鏡医を目指す若手医師, 対策型胃内視鏡検診に取り組む医師にとって"虎の巻"となるように, 全体構成が工夫されている. すなわち, 最初の"登竜門"である通常内視鏡(白色光)を中心に, その基礎知識から挿入・撮像テクニック, 治療指針にいたるまで順序よく整理・網羅されている.

②原則的に2つの施設だけの内視鏡エキスパートが執筆しており, 診断から治療にいたる基本方針, 用語, 定義などが, ぶれずに統一性がもたれている.

③本書の後半には, 前半で学んだ基礎知識や治療指針を繰り返し学習できるように精選症例の鮮明な内視鏡像からなるクイズ集がおさめられている.

④クイズ集の解説は通常内視鏡の詳細な解説に加え, 拡大内視鏡像に関する知識がピンポイントで学べるように配慮されている. また, 解説では組織学的構築から内視鏡像を理解できるよう, 数多くの組織写真が掲載されている.

　編集者の井上晴洋先生が, 立身のための心構え"一流の消化器内視鏡医を目指す皆さんへ"の中で,「すべての基本はスクリーニングの内視鏡にある」と強調されている. 近年, 消化器内視鏡は, ESD, POEM, Interventional EUS などで代表される非侵襲的な治療を行う医療分野として著しく飛躍し, 発展を続けているが, 消化器内視鏡医を目指す若手医師にとって, その第一歩は変わることなく, "正確な診断能力"を身につけることにある. 先に述べたような特徴で編集された本書を読み進めることで, 消化器内視鏡の診断力は確実に鍛えられ, 日常診療のなかで, 即, お役に立てるものと確信している. 次世代を担う消化器内視鏡医の先生方には, 診断力を鍛え, 内視鏡の技を磨きあげ, これから多くの仲間を増やしていっていただきたい. そして日本のみならず, アジア諸国ならびに世界中の人々に最高の医療を提供していけるように切に願っている.

　最後に大変お忙しいなか, 執筆を引き受けていただいた諸先生方に厚く御礼申し上げるとともに, 編集の労をとっていただいた南江堂編集部の達紙優司氏, 制作部の一條尚人氏に感謝申し上げます.

2018 年 10 月

田尻久雄

編集の序

　本書は日本消化器内視鏡学会 田尻久雄理事長が，今後世界を牽引していくであろう日本の若手内視鏡医に，最先端かつ基本の内視鏡診断を最短距離でマスターしてもらうべく企画されました．

　編集者として，田尻理事長からお声かけいただき，大変身が引き締まる思いとともに，最高の登竜門を期限内に完成させねば！という熱い思いを編集者・編集協力者の皆と共有したことがつい昨日のように思い出されます．

　日本消化器内視鏡学会の最近のミッションのひとつに Global 化があげられております．われわれの先輩・先達の血と汗のにじむたゆまない努力のお陰で，現在，日本の消化管内視鏡診断学・治療技術は世界の最先端を走っています．そのため世界中から日本の先進施設に内視鏡医・外科医が絶え間なく見学に訪れ，また日本の Expert 達がそれこそ世界中で内視鏡診断・治療のライブデモや講演を行っています．

　これら最先端の内視鏡診断・治療技術は海外だけでなく，本来，日本の若手内視鏡医に正しく継承する必要があります．東京慈恵会医科大学，昭和大学江東豊洲病院，国立がん研究センターなどには若いレジデントや研修医が日本全国から集まります．

　立身のための心構え"一流の消化器内視鏡医を目指す皆さんへ"のなかで，「すべての基本はスクリーニングの内視鏡にある」と強調されています．内視鏡スタッフは内視鏡診断学の「基本から応用まで」をレジデント・研修の先生方に日々教育できるよう心がけています．しかしながら諸般の事情で先進施設で研修することができない内視鏡医も多いことでしょう．本書は，それらの若手内視鏡医の先生方が，エキスパートとなるための最初の登竜門に立てるような指南書を目指しています．

　構成は，其の壱「心」の章，其の弐「知」の章，其の参「技」の章，其の四「登竜門」から成り，記述はできるだけ平易，簡潔にして必要十分を目指しています．

　本書で基本をマスターし，晴れて登竜門にたどり着いたあとは，それぞれの先生方の日々たゆまない努力がさらなるステップアップに必要なことは，本書の「心」の章を読まれた先生方にはすでに自明の理となっていることでしょう．

　2018 年 10 月

斎藤　豊，井上晴洋

目　次

其の壱　「心」の章　～立身のための心構え～

一流の消化器内視鏡医を目指す皆さんへ ··2

其の弐　「知」の章　～押さえておくべき必須知識～

1. 検査の基本，観察の進め方 ···8
   - a）上部消化管 ··8
   - b）下部消化管 ···14

2. 内視鏡機器の基礎知識 ···19

3. 解剖知識と正常像 ··23
   - a）咽喉頭・食道 ···23
   - b）胃・十二指腸 ···27
   - c）大腸 ··29

4. 内視鏡分類の基礎知識 ···34
   - a）食道 ··34
   - b）胃 ···37
   - c）大腸 ··41

其の参　「技」の章　～挿入・観察の極意，治療の基礎～

1. 咽喉頭・食道観察の極意 ···46

2. 胃・十二指腸観察の極意 ···52

3. 大腸挿入・観察の極意 ···57

4. 内視鏡治療の基礎 ··63
   - a）上部消化管 ··63
   - b）大腸 ··67

其の四 「消化器内視鏡の登竜門」 〜精選症例クイズで開眼すべし！〜

1. 咽喉頭・食道の登竜門 …………………………………………………………… 72
Case 1 …………………………………………………………………………… 72
Case 2 …………………………………………………………………………… 76
Case 3 …………………………………………………………………………… 82
Case 4 …………………………………………………………………………… 86
Case 5 …………………………………………………………………………… 90
Case 6 …………………………………………………………………………… 94
Case 7 …………………………………………………………………………… 98
Case 8 …………………………………………………………………………… 102
先達の苦い経験から学ぶ〜咽喉頭・食道編〜 ……………………………… 106

2. 胃・十二指腸の登竜門 …………………………………………………………… 110
Case 1 …………………………………………………………………………… 110
Case 2 …………………………………………………………………………… 116
Case 3 …………………………………………………………………………… 120
Case 4 …………………………………………………………………………… 124
Case 5 …………………………………………………………………………… 128
Case 6 …………………………………………………………………………… 134
Case 7 …………………………………………………………………………… 138
Case 8 …………………………………………………………………………… 142
Case 9 …………………………………………………………………………… 146
Case 10 ………………………………………………………………………… 150
先達の苦い経験から学ぶ〜胃・十二指腸編〜 ……………………………… 154

3. 大腸の登竜門 ……………………………………………………………………… 158
Case 1 …………………………………………………………………………… 158
Case 2 …………………………………………………………………………… 162
Case 3 …………………………………………………………………………… 166
Case 4 …………………………………………………………………………… 170
Case 5 …………………………………………………………………………… 174
Case 6 …………………………………………………………………………… 178
Case 7 …………………………………………………………………………… 182
Case 8 …………………………………………………………………………… 186
先達の苦い経験から学ぶ〜大腸編〜 ………………………………………… 190

消化器内視鏡医を目指す若い先生へ …………………………………………… 197

索　引 …………………………………………………………………………………… 199

其の壱「心」の章

～立身のための心構え～

一流の消化器内視鏡医を目指す皆さんへ

A. すべての基本はスクリーニングの内視鏡！

　あるとき後期研修医がふと私に愚痴を漏らしました.「井上先生はいいですよね. 紹介されてきた癌のある患者さんばかり診られて, 私たちのような研修医はわんこそばのようにスクリーニングばかりですから……」. 日頃, 私は研修医には怒らないのですが, さすがにこのときは怒りました.「逆だよ. どこに癌があるかわかっている患者さんの内視鏡は, 癌の評価をすればよい. 何といっても, 患者さんはすでに前医で癌を告知され, 覚悟して病院にみえている. 内視鏡治療か外科治療か化学放射線治療のうちのどれかだ. それとは対照的に, 本当に責任が重いのはスクリーニングの内視鏡だよ. 私が一番緊張するのは, スクリーニングの内視鏡だよ. どこに低分化腺癌が隠れているかわからない. そして, いったん患者さんに内視鏡の結果,"特に問題ありませんでした"と伝えると, 患者さんは自分には癌がないと確信されてしまう. もし低分化型癌を見落とせば, 1年後には粘膜下層癌となり, 外科手術が必要となってしまう. 最悪の場合は, 手遅れとなることもある. 怖いのは, スクリーニングだよ」. その研修医の先生は, 少し軽口を叩いただけだと思いますが, これは私の本心です. スクリーニングがちゃんとできない内視鏡医が, 治療を語る資格はない. 特に早期の低分化腺癌の典型的内視鏡所見は, 皆様ご存知のとおり,"単に褪色したフラットな局面"です[1]. これを見破るには, 熟練した内視鏡医がそのような病変を頭に置いてみていなければなりません.

　そもそもスクリーニングの内視鏡に与えられた使命は, 粘膜癌の拾い上げです. たとえば食道では, 上皮内癌で見つけなくても, T1-LPM（M2）までに見つければ, 患者さんは EMR/ESD を受け, その後の生活の質は低下しません. しかし, SM 癌となると, 外科手術を受けなければならなくなります. 検診を毎年受けていて, そして「SM 癌が見つかったので外科手術をしましょう」では, 何のために検診を受けていたのか, その意義が薄れます. 今でこそ手術は安全に受けられるといっても, 食道癌手術は, 消化管の外科手術のなかでも最大の侵襲の手術であり, 一歩間違うと重篤な状況になりかねないし, 手術後の生活の質も低下してきます. このように, 内視鏡治療と外科手術の侵襲の差は歴然としており, 内視鏡医は何としても粘膜癌で拾い上げるための努力が必要です. 若い内視鏡医の先生方の多くは, 早く ESD をうまくやれるようになりたいとお考えでしょう. しかし, ESD も技術的なハードルを乗り越えたあとは, やはり範囲診断, 深達度診断が重要になります. そのあたりがしっかりしていると, 結果として, 拾い上げ診断もうまくなるということだと思います.

B. まずは先輩の手技をコピーする

　誰しも医師人生においては, はじめての検査や治療経験の連続です. はじめての内視鏡挿入, はじめてのポリペクトミー, はじめての EMR, はじめてのステント留置, はじめての ESD. その場合, はじめは先輩内視鏡医の手技をコピーすることから始めます. 自分には経験がないので, その先輩であればこのようにやるであろうと想像されるままコピー治療をやる. しかしながら, 各先輩により "こうやればいい" という手技はそれぞれ違う. ときに A 先輩が良いと言ったことを, B 先輩はよくないと言う. そういう場合も, 今日は A 先輩方式でやる. また別の日は B 先輩方式

でやる．そうこうしていると，A 先輩方式の長所短所，B 先輩方式の長所短所が見えてくるので，それぞれの長所を集めた自分流が見えてくる．そして最後に自分流をつくり上げる．

C. 失敗から学ぶ．症例から学ぶ．論文は参考まで

　内視鏡でも，外科手術でも，必ずといってよいほど，思いどおりに理想的に手技が進むことはありません．その小さい失敗，不完全さから，コツコツと改良を重ねていきます．それぞれの症例，それぞれの病変に特徴がありますので，そこから学びます．論文は重要ですが，あくまで論文です．たとえば，欧米の先生方から，「欧米の多施設共同研究で ESD は EMR に比べて異常に時間がかかり，合併症が多く，よくない手技である」という発表があります．彼らは，エビデンスに基づいての発表と言いますが，“一症例ごとの手技の質”が問題です．ESD の経験 50 例の先生が集まって多施設共同の論文を書いてみても，それは単に手技が下手なだけで意味がありません．もちろん，優れた論文もたくさんあります．初心者で頭のなかが空っぽのときは，教科書を読んで，原則を記憶して教科書のとおりに施行するのがよいですが，本当の教科書，本当の勉強は自分が経験する一症例一症例です．

D. 治療手技をデジタルに覚えるのではなく，治療における本質は何かを考え，それを追求する

　その領域の初心者で頭のなかが空っぽのときは，まずは教科書をそのまま覚えていくのが常道と思います．ただ，そのあと独り立ちしたら，「治療手技の本質は何か？　病気の本質は何か？」を考えていかねばなりません．たとえば，アカラシアの手術では Heller-Dor の手術が外科の基本ですが，これも私が術者をやっていて以下のような矛盾点を感じました．手術の本質は，“LES の完全開放”にあるのですが，その筋層切開をするために腹部および下部食道を十分に露出させねばならず，そのために食道横隔靱帯を剥離します．食道横隔靱帯は解剖学的に逆流防止機構の一部をになう正常組織であり，その剥離は結果として，食道裂孔ヘルニアを誘発しますので，逆流防止の付加手術として，Dor を行わねばならないことになります．手術の本質である筋層切開を行う時間はわずかで，それ以外の時間は，本来は必要のない食道の剥離と逆流防止の負荷手術に費やされています．ここには大きな矛盾を感じました．この疑問が，現在の POEM 法の開発の背景でもあります．

E. アスリートと同じようにトレーニングする

　食道癌の手術を受けられた患者さんが私たちの診療の様子をご覧になっていて，「先生方は，いつ休んでいるんですか？　大変ですね」と言われました．そのとき私が答えたのは，「私たちはたぶんアスリートと同じ感覚で仕事をしています．20 代のときからずっとこのように生活していますから，特別なことはありません」と言ったのを覚えています．内視鏡診断，内視鏡治療，手術に“これで完成”，“これで終わり”はないと思います．アスリートのように，さらに上を目指して研鑽するのみです．

其の壱　「心」の章　～立身のための心構え～

F. 医師は遅咲き！

　　内視鏡にしても，手術にしても，世界中のどの医師も最短で24歳から，治療手技をやり始めます．スポーツ選手のように3歳から練習を始めたという内視鏡医や外科医はいません．高校生では医学部受験で追われ，医学部に入って，はじめて医学教育が始まりますが，治療手技にいたっては24歳で始めるのが最年少です．24歳といっても，実際はこれから臨床研修制度が始まり，4年間は各科の基本を学びます．その後も内科専門医，外科専門医を目指して広範囲のトレーニングが続きます．30歳になって，臨床医としてようやく独り立ちですよね．そこから，治療内視鏡医への道，内視鏡診断学の道が始まります．まさしく人生をかけたマラソンであります．臨床判断はその先生の経験に基づきますので，結果として，どんな有能な方でも医師は遅咲きとなります．

G. 研修に終わりはなし

　　私も教授という肩書ではありますが，気持ちは隣にいる研修医とまったく同じです．35年目の研修医です．もちろん本当の研修医よりは，多少の経験がありますから，これで大丈夫だと見切って治療することもありますが，今でも，内視鏡治療，外科手術とも一例一例でハラハラ・ドキドキの連続です．臨床医学は次から次から新しい診断機器，治療方法が出てきますし，その新しい治療の出現により診断治療体系が根底から変わることもときにあります．だから私たちは，常に研修医です．医師の仕事をしている限りは，よく米国の中堅の先生から「どれくらい日本でESDを見学すれば，やれるようになるか？　2週間か3ヵ月か？」と聞かれます．そのとき私は「Life long．私も日々学び続けている」と答えます．

H. 世界に出よう！　Top runner たちの技を学ぶ！！

　　Top runner たちの実際の手技を見ましょう．国内・国外の留学が理想的ですが，諸事情により長期の留学が困難な方の場合は，"内視鏡のライブデモへの参加"がよいと思います．ライブデモでは，そのファカルティーの本当の実力を目の当たりにできます．うまくいく場合も，うまくいかない場合も，臨床上の実力がすべて出てきます．うまくいかないときのリカバリーショットの打ち方もとても参考になります．内視鏡治療も外科手術も，うまい人の手技はスムーズなため一見して簡単そうに見えます．逆にそうでない先生の場合は，簡単な治療をいくらでも大手術にしてしまうことがあります．Top runner には，それなりの技術と信念があります．世界には，大きいものだけでも10以上の内視鏡ライブがあります．ぜひ，それを見学してください．「やっぱり凄い，自分と全然レベルが違う」と思われるかもしれませんし，逆に「たいしたことない．自分のほうがうまいかも」と思うこともあります．いずれにしても，内視鏡医療における自分自身の立ち位置が明確にわかります．私も縁あって，海外の病院でライブデモを行います．米国でも Weill Cornell 大学（New York），Winthrop 大学（New York），Johns Hopkins 大学（Baltimore），Cedars Sinai Medical Center（Los Angeles），Pennsylvania 大学（Pennsylvania）など，いろいろなところで臨床をやらせていただきました．いずれも世界的に有名な病院で，よいところがたくさんありますが，どこも基本的に日本での内視鏡医療と何ら変わりません．

おわりに

　この本は，田尻久雄先生の内視鏡医学全体を広範囲に俯瞰する膨大な知識と経験のもとに企画・監修されました．各論は日本を代表する内視鏡医の先生方によって執筆されています．若い内視鏡医の先生はぜひ，この本を土台にされて，そこから日々の検査・治療を通して研鑽され，一流の内視鏡医に育っていただくことを心から願います．それが患者さんの利益に直結します．

文献
1) Phalanusitthepha C et al. Endoscopic features of early-stage signet-ring-cell carcinoma of the stomach. World J Gastrointest Endosc 2015; **25**: 741-746

[井上晴洋]

其の壱　「心」の章 ～ 立身のための心構え～

其の弐 「知」 の章
～押さえておくべき必須知識～

1 検査の基本，観察の進め方

ⓐ 上部消化管

　内視鏡を始めるにあたり，最も基本となるのが上部消化管である．対策型検診で導入されてきており，今後さらに内視鏡を実施する機会が増えていくと思われる．検診は症状のない健常者が対象となるため，内視鏡検査における被検者の安全の確保，偶発症対策は万全でなければならない．そして見落としのない検査を行うことが重要であることは言うまでもない．施設毎にルーチンの撮影法があると思われるが，どの撮影法を行うにしろ，術者はいつも同じように撮影することで見落としを防ぐことができ，またダブルチェックにつなげることもできる．そしてできるだけ鮮明な画像を得ることが重要である．

　本項では対策型検診[1]を踏まえ，安全かつ適切に上部消化管内視鏡検査を行うための注意点，当院での撮影法などを解説する．

A. 検査手順

1）飲食について
　前日の午後9時（検査開始予定時刻の12時間前）以降の食事は禁止とし，脱水予防のために適当量の飲水は検査直前まで可としている．

2）服薬について
　当日朝に内服が必要な薬（降圧薬など）は，検査当日の午前6時（検査開始予定時刻の3時間前）までに内服することとしている．

3）確認事項
　上部内視鏡検査の適応，受診者の意思，同意書，上部内視鏡検査の経験，アレルギーの有無，心疾患などの既往歴，抗血栓薬服用の有無，義歯の有無などを確認する．

　抗血栓薬服用・アレルギーの有無についての情報は必須であり，該当する場合に当院では内視鏡検査中に施行医の目に入るよう注意喚起カードをモニターに添付している．

　また観察にあたり，喫煙やアルコールといった嗜好歴の確認も重要である．このような被検者では食道だけでなく口腔・咽喉頭を可能な限り丁寧に観察すべきである．

　当院では検査開始時に，施行医・看護師・被検者の三者同時に被検者氏名・生年月日・抗血栓薬・アレルギー・鎮静薬使用の有無・検査目的を確認し，より確実に被検者情報を共有・確認できるようにしている．

B. 前処置・咽頭麻酔

　対策型検診では，ジメチコンシロップ（ガスコン®ドロップ）5mLを10〜20倍希釈し50〜100mL服用させ，プロナーゼ（プロナーゼ®MS，ガスチーム®）2万単位と重曹1gによる粘液除去を行う

1. 検査の基本, 観察の進め方

とされている. 咽頭麻酔にはキシロカインビスカス®ないしキシロカイン®スプレーを用いる方法がある. いずれにしろ, 注意点としてキシロカイン®総量の上限は 200 mg までであることを押さえておく（ビスカス®では 10 mL, スプレーでは 25 プッシュまで）. 当院では, ガスコン液, 簡便さと前処置の負担軽減に 8% キシロカイン®スプレーを主に使用している.

C. 鎮静・鎮痛薬

対策型検診では鎮静の使用は推奨されていない. 日本消化器内視鏡学会「内視鏡診療における鎮静に関するガイドライン」[2] において, 内視鏡検査時の鎮静について保険適用の承認を得ている薬剤はないとされている. しかし, 実際には鎮静希望者が増えている現状もあり, 当院でも可能な限り対応している.

鎮静については, ベンゾジアゼピン系薬剤であるジアゼパム（セルシン®）, ミダゾラム（ドルミカム®）, フルニトラゼパム（ロヒプノール®）, 最近ではある一定の条件のもとでデクスメデトミジン（プレセデックス®）, プロポフォール（ディプリバン®）といった薬剤も選択肢となるであろう[2]. ペチジン塩酸塩（オピスタン®）, 塩酸ペンタゾシン（ペンタジン®）などの鎮痛薬が鎮静単独または鎮静目的で上記薬剤と併用される場合もある. 各施設で使用している薬剤があると思われるが, それぞれの薬剤の特性を熟知して使用されたい.

通常内視鏡検査の鎮静深度は中等度鎮静（意識下鎮静）が妥当とされている. しかし, 意識や呼吸状態が変化することもあるため, 十分なモニタリングを要する.

D. 鎮痙薬

汎用されるのはブチルスコポラミンであるが, 当院を含め最近では必要のない限り使用を控える傾向にある. ブチルスコポラミン禁忌例への選択肢としてグルカゴンもあるが, 褐色細胞腫の患者には禁忌であり, 糖尿病患者にも控えるべきである. 他に前庭部に直接撒布する l-メントール製剤（ミンクリア®）があり, 前述の 2 剤を使用しづらい患者に使用を検討する.

E. 偶発症

前処置関連の偶発症として鎮静・鎮痛関連に関連したものが最も多いとされている. 呼吸抑制, 呼吸停止, それに続いて低酸素血症と呼吸抑制に関するものが多くを占めている.

内視鏡検査中で最も多いのが出血, 次に裂創と報告されている[3]. 食道においては, 裂創, 出血, 穿孔の順に, 胃では出血が半数以上を占めているとされる.

F. 観察の進め方

内視鏡スコープを挿入する前に, まずスコープを含めた内視鏡機器に不備がないか, 施行医が必ずチェックするよう心がける.

対策型検診では, 観察範囲は食道・胃・十二指腸球部, 撮影コマ数は 30〜40 コマが適当とされている. 前述したように撮り方は様々であると思われるが, 重要なのは過不足ないルーチン撮影で, その後のダブルチェックにつながる画像を撮影することである（粘液のない, 適切な距離・角度, 十分な明るさ・視野で撮影されているもの）. 対策型検診ではダブルチェックが前提となって

其の弐 「知」の章 〜押さえておくべき必須知識〜

いる.

　本項では，口腔内〜十二指腸深部までの観察を前提に観察法を呈示する.

1）挿入

　上部内視鏡検査を行ううえで最初の関門であろう．嘔吐反射をいかに避けるか，口腔内観察の可否にも関与するところである．反射は舌根に触れることで誘発される．基本として舌根からできるだけ距離をとるためにスコープを後壁側に沿わせながら，内視鏡を大きく動かさないようにして，下咽頭・喉頭にスコープ先端を進めることが重要である（其の参–1.「咽喉頭・食道観察の極意」参照）．また上下アングルを汎用すると舌根に触れやすくなるため最小限の使用とし，左右アングルを活用するとよい．narrow band imaging（NBI）・blue laser imaging（BLI）など画像強調併用することで腫瘍性病変が検出しやすくなり有用である.

2）観察
a. 食道観察

　口腔内同様，画像強調（NBI・BLIなど）観察が有用であり，往路・復路のいずれかでNBIでの観察を行う（小生は往路で行っている）．食道入口部直下では異所性胃粘膜を認めることがある．往路で反射のために観察困難となる状況を経験することもあると思われるが，その場合は復路でゆっくりと抜去しつつ食道入口部の観察を行う（異所性胃粘膜は咽頭違和感の原因となる可能性や，ここから発症する腺癌もあることを認識しておく）．食道には壁外圧排や生理学的狭窄部位などによる死角が存在する．生理的食道胃接合部は可能な限り深吸気で観察することで認識しやすくなる．基本的に上部・中部・下部食道，そして食道胃接合部で1枚ずつ撮影を行っている.

b. 胃〜十二指腸観察

　深部挿入するとコンタクトの避けられない胃角大彎・幽門輪大彎・幽門輪などは内視鏡を通過させる前に撮影するほうがよい（コンタクトによる発赤で病変を視認しづらくなることがある）．また，十二指腸でストレッチするとスコープシャフトと胃角小彎がコンタクトする可能性があるため，胃角部は十二指腸挿入前に観察撮影する．また体部大彎の襞は送気で伸展させ襞の間をくまなく観察する．そして，胃内全体がくまなく撮影されるようパノラマ写真のように連続的に撮影するようにしている.

　胃角・体部後壁は見落としやすいところであり，左右アングルや空気量を調節することで可能な限り正面視できるようにする．また噴門直下小彎も見落としししやすいが，反転視の際にupアングルとともに右アングルをかけることで視認しやすくなる．どこが見落としししやすいのか意識して観察することが重要である．十二指腸では球部挿入後，upアングルと右ひねりによって2nd portionに進み，スコープを引くと短縮化できる．当院での撮影法を呈示する（図1）.

　病変を見つけるとすぐにそこに集中してしまいがちだが，一度全体を見わたして他病変がないかを確認し，そのあとに病変部の観察を行うとよい．病変部の撮影は遠景・中近景・近景の撮影を行う．最も重要なのは白色光観察であることを忘れてはならない.

おわりに

　はじめて内視鏡を握る際に，緊張と心躍る気持ちを感じたことを今も覚えている．そのときの指導医に言われた一言がある．「内視鏡を握るのは喜びかもしれないが，患者さんは不安だらけ．内視鏡を握るなら，どんなときも自分の目の前の患者に世界一の内視鏡を提供する気持ちをもて」

1. 検査の基本，観察の進め方

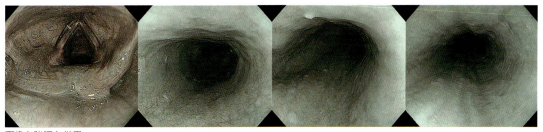
画像を強調を併用

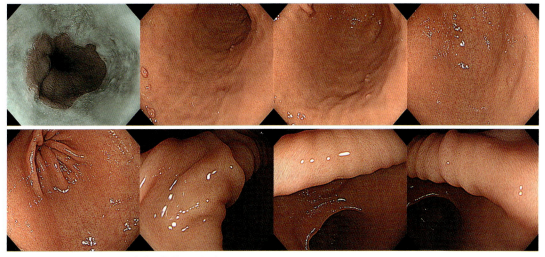
内視鏡の接触しやすいところを先に撮影しておく

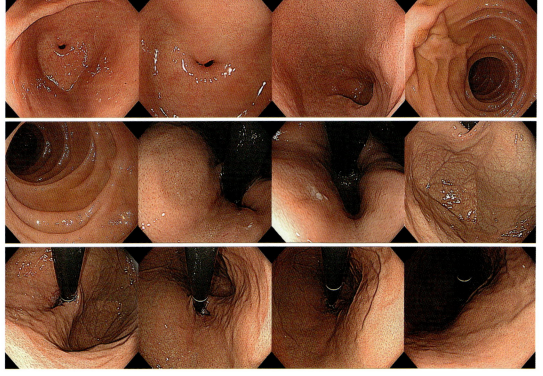

図1　当院のスクリーニング撮影（1）

其の弐　「知」の章 〜押さえておくべき必須知識〜

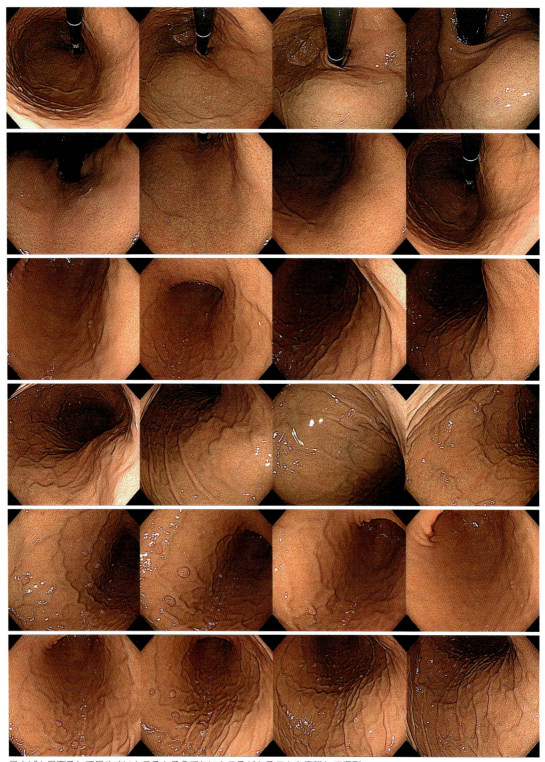

見上げと見下ろしで見やすいところとそうでないところがあることを意識して撮影

図1　当院のスクリーニング撮影（2）

1. 検査の基本，観察の進め方

と．これから内視鏡を握る先生方にも心にとどめておいていただきたい一言である．

先輩ドクターからの金言
「何事も為せば成る」

文献
1) 日本消化器がん検診学会対策型検診のための胃内視鏡検診マニュアル作成委員会．対策型検診のための胃内視鏡検診マニュアル2015年度版，2016
2) 小原勝敏ほか．内視鏡診療における鎮静に関するガイドライン．Gastroenterol Endosc 2013; **55**: 3822-3847
3) 古田隆久ほか．消化器内視鏡関連の偶発症に関する第6回全国調査報告2008年〜2012年までの5年間．Gastroenterol Endosc 2016; **58**: 1466-1491

[角一弥・郷田憲一・井上晴洋]

其の弐　「知」の章 〜押さえておくべき必須知識〜

ｂ 下部消化管

　大腸内視鏡検査を施行する理由として，便潜血反応陽性，排便時出血，下痢便秘などの便通異常，腹痛など腹部症状にて行うことが多いが，人間ドックなどの自費による健診や会社検診などで行う機会も増えてきている．便潜血反応陽性者の大腸内視鏡検査適応を説明する場合に必要になるのが，検査で指摘される疾患の確率を理解しておくことである．当院の便潜血反応陽性患者の大腸内視鏡検査の結果は，3％の進行癌，6％の早期癌，異常を認めなかった症例は44％であった．便潜血反応陽性は必ず病気が存在すると考えている患者もいるので，患者への検査の説明同意では重要である．

A. 検査手順

1）前処置について

　大腸内視鏡検査を行う場合，重要になるのが前処置である．前日の食事は繊維物質を避けた消化のよい食事で行っている施設や難消化性物質（デキストリン）を含んだ大腸内視鏡検査食（市販）を用い，便を柔らかくして前処置をスムーズに行う施設と様々である．前日夜はピコスルファートナトリウム水和物0.75％（ラキソベロン）やセンノシド（プルゼニド）を服用し，排便を促す．当日朝に大量の腸管洗浄液（ニフレック・マグコロールP・モビプレップ・ピコプレップ）を服用するが，2003年に腸管洗浄液服用後の重篤な偶発症（腸管破裂）が発生し，注意喚起・慎重投与が促された．患者の症状や病態を考え，適正な前処置を考える必要がある．大腸癌による狭窄が疑われる症例は，腹部X線検査や腹部単純CT検査にて狭窄がないことを確認し，必要であれば病院で腸管洗浄液を服用させる機転も必要である．

　検査当日の腸管洗浄液を服用する前，前日の下剤や飲食を控えるために脱水状態や電解質バランスが乱れを生じている場合があり，高齢であれば更に注意が必要である．患者の状態によっては脱水の補正のため，補液を必要とする場合もある．

　腸管洗浄液には等張性洗浄液と高張性洗浄液があり，それぞれ腎機能障害に対して禁忌や慎重投与があるので確認して使用する．腸管洗浄液を1L服用しても排便がない場合は，大腸内視鏡検査の既往があり，狭窄などの疾患が疑われない場合は前処置を継続しても問題ないが，不明な場合は服用をやめ，グリセリン浣腸で排便を確認し，それでも排便がない場合は前処置不良のまま内視鏡検査を行い，直腸やS状結腸に腫瘍性病変がないことを確認する．また，新鮮下血にて緊急内視鏡検査を行う場合，大量の新鮮下血する疾患として，ポリープ切除後出血・憩室出血・出血性直腸潰瘍が主な疾患であり，出血性直腸潰瘍であれば前処置なしで止血治療できる場合が多く，大腸内視鏡検査の前処置有無の判断は難しく重要である．

B. 鎮静薬・鎮痛薬

　日本消化器内視鏡学会の「内視鏡診療における鎮静に関するガイドライン」[1]で鎮静薬と鎮痛薬について詳しく説明をしているので参考にしていただきたい．内視鏡診療において鎮静は，患者の不安や不快感を取り除き，検査の受容性や満足度の向上に有効であるが，内視鏡時の鎮静に対する保険適用の承認を取得している薬剤はなく，適応外で使用されているのが現状である．鎮静

1. 検査の基本，観察の進め方

下で内視鏡を施行する場合には，患者の視診，意識レベル，呼吸循環動態（脈拍，血圧，呼吸状態，心電図）を観察する必要があり，緊急時に対応できるように酸素および拮抗薬やアンビューバッグなどの救急カートの設置を怠ってはならない．

消化器内視鏡の偶発症に関する第6回全国調査報告では，鎮静・鎮痛薬の偶発症として呼吸抑制（75例），呼吸停止（24例），低酸素血症（22例），ショック（12例），不整脈（7例）などが報告されている[2]．

C. 鎮痙薬

大腸内視鏡検査時の鎮痙薬として，抗コリン薬（ブチルスコポラミン臭化物）とグルカゴン製剤を用いる．抗コリン薬は不整脈・狭心症・心筋梗塞・前立腺肥大・緑内障などの既往や疾患が疑われる場合は投与を避け，糖尿病の既往がなければグルカゴン製剤を用いる．

消化器内視鏡の偶発症に関する第6回全国調査報告では，鎮痙薬の偶発症として，不整脈（5例），ショック（4例），血圧上昇（2例），皮疹（2例），注射部位の疼痛・血管炎（2例），低酸素血症（1例），筋注による神経障害（1例）が報告されている[2]．鎮痙薬のみを用いる場合でも呼吸循環動態（脈拍，血圧，呼吸状態，心電図）を観察する必要がある．

D. 観察の進め方

1）観察時の注意

大腸内視鏡検査の質を評価する指標として，腺腫発見割合（adenoma detection rate：ADR）を用いる．ADRとは，大腸内視鏡検査で1個以上の腺腫を発見する割合を示したものである．ADRは，大腸内視鏡検査後の推奨サーベイランス時期より早期に発見されるinterval cancerの発生割合に関係すること[3]，ADRが1％上がると大腸癌発生率を3％低下，大腸癌死亡率を5％軽減することが報告[4]され，検査の質の評価としてADRが重要視されている．米国内視鏡学会（ASGE）では，50歳以上の平均リスク患者を対象とした場合にADRを25％以上（男性30％以上，女性20％以上）に設定している[5]．このADRをひとつの目標として，検査の質を維持向上させて行っていくことが重要である．ADRを上げるコツとして，死角を軽減させること，視認性を向上させることである．死角を軽減させる工夫として，広視野角内視鏡・内視鏡先端アタッチメント装着などであり，視認性を向上させる工夫として高解像度内視鏡・画像強調観察（image-enhanced endoscopy：IEE）などである．しかし，これらの工夫よりも重要なのは，綺麗な前処置で観察し，必要であれば洗浄しながら，襞の裏側まで観察することである．検査医は，挿入することに満足せず，個々のADRを算出し，検査の質の向上を心がけることである．

2）撮影法

標準的な観察法を示す．

a. 回盲部から上行結腸（図1）

回盲部まで挿入後は，虫垂開口部（図1a）を観察後に回盲弁の裏（図1b）の観察を行う．回盲弁（図1c）全体を観察後に回腸末端部（図1d）へ挿入を行う．上行結腸は襞が深く（図1e），襞裏や肝彎曲部などの死角が多く可能であれば反転観察（図1f）も有用である．しかし，反転観察は穿孔の危険性もあり注意が必要である．

其の弐　「知」の章〜押さえておくべき必須知識〜

15

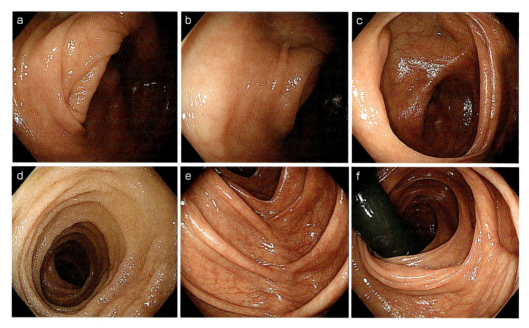

図1 大腸内視鏡像（回腸末端部〜上行結腸）

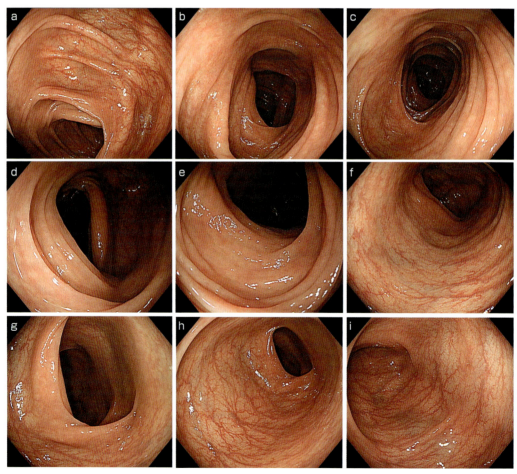

図2-1 大腸内視鏡像（横行結腸〜下行結腸）

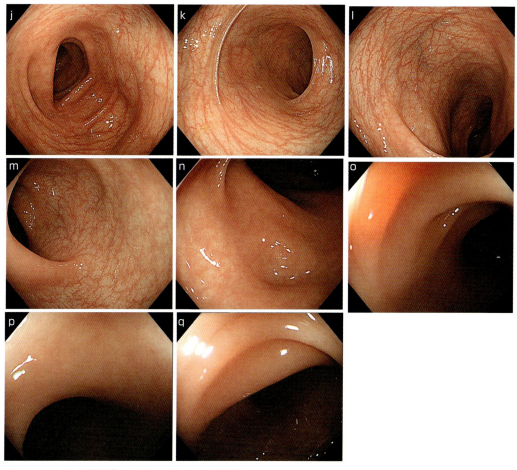

図 2-2　大腸内視鏡像（下行結腸〜S状結腸）

b. 横行結腸からS状結腸（図2）
　横行結腸は腸管の屈曲部位（図2a〜c）の内側に死角があり，空気量を調整し何度も襞をかき分けるように観察（図2d〜f）する．脾彎曲部（図2g, h）の内側，下行結腸（図2i, j），S状結腸（図2k, l）の襞裏に死角が存在し，空気量を調整し死角となる部位を何度も襞をかき分けるように観察する（図2m〜q）．

c. 直腸（図3）
　直腸（図3a）は肛門から病変までの距離や部位（前壁・後壁・右壁・左壁）が治療に大きく影響するため，肛門管を含めた撮影を行い（図3b），病変との距離など推測できるようにする．また，可能であれば反転撮影を行い（図3c, d），肛門部位の観察を確実に行う．

おわりに

　大腸内視鏡の洗掘者に言われたことがある．「見逃しのない内視鏡検査は存在しない．見逃しはないと思っている医師の観察は向上しない．いつも見逃しているかもしれないと丁寧に観察することが重要である．」
　これから大腸内視鏡を始める先生は，盲腸に挿入することで満足してしまうかもしれないが，

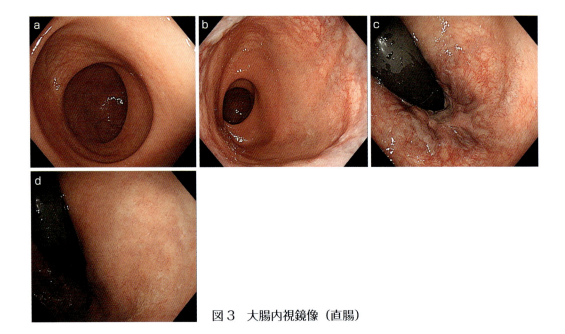

図3　大腸内視鏡像（直腸）

盲腸から直腸までの観察が真の大腸内視鏡検査の始まりであることを心していただきたい．

文献
1) 小原勝敏ほか．内視鏡診療における鎮静に関するガイドライン．Gastroenterol Endosc 2013; **55**: 3822-3847
2) 古田隆久ほか．消化器内視鏡関連の偶発症に関する第6回全国調査報告2008年〜2012年までの5年間．Gastroenterol Endosc 2016; **58**: 1466-1491
3) Kaminski MF et al. Quality indicators for colonoscopy and the risk of interval cancer. N Engl J Med 2010; **362**: 1795-1803
4) Corley DA et al. Adenoma Detection Rate and Risk of Colorectal Cancer and Death. N Engl J Med 2014; **370**: 1298-1306
5) Rex DK et al. Quality indicators for colonoscopy. Gastrointest Endosc 2015; **81**: 31-53

［浦上尚之・井上晴洋］

2 内視鏡機器の基礎知識

A. 内視鏡の歴史

　世界ではじめて胃のなかが観察されたのは 1868 年で，ドイツの医師クスマウルによるとされている．剣を飲み込む大道芸人に対して，長さ 47 cm，直径 13 mm の直線状の金属管が使用された．

　1950 年代に東京大学とオリンパス社の共同開発で胃カメラが開発された．胃カメラの開発は早期胃癌の発見に貢献したが，まだ写真を撮る機能は搭載していなかった．

　1960 年代にグラスファイバーが米国で開発され，それを胃カメラに応用することで 1975 年ごろにはファイバースコープが主流となった．胃内の直接観察，動的評価，写真撮影などが行えるようになり，診断能は向上することとなる．

　その後，固体撮像素子である charge-coupled device（CCD）イメージセンサーを用いた電子スコープが開発された．これにより，画像データを電気信号に変換することが可能となった．また，画像処理による診断の補助が可能となり，モニターを通して検査内容を共有できるようになった．さらに 2000 年代になり，ハイビジョンシステムの導入，narrow band imaging（NBI）をはじめとした画像強調内視鏡などが開発され，内視鏡診断，治療の進歩にさらに寄与している．

B. 内視鏡の信号処理方式 [3]

　内視鏡での撮像方式には，大きく分けて同時方式と面順次方式の 2 種類がある．同時方式では CCD 前面にカラーフィルターを備えたカラー撮像素子を用いている．一方，面順次方式では照明光を Red（R），Green（G），Blue（B）の三原色光で順次照明することで，CCD から内視鏡画像の R 信号，G 信号，B 信号を順次読み出し，メモリーに一時記憶し，RGB の 3 つの信号が揃った時点でモニターに表示している．

　つまり同時方式は白色光で照らしてカラーの CCD を用いているのに対して，面順次方式では 3 色の光で照らして，白黒の CCD を用いてその後合成しているという違いがある．

　被写体が動いている際（心拍動など）に今までと色調の異なる画像が撮像されることがあるが，これは RGB 順次照明のための色ずれによるものである．

　日本では面順次方式が主流であるが，欧米では主に同時方式が用いられている．

　画像を直接見るのではなく，いったん電子信号に変換して画像化するプロセスから種々の画像処理，画像解析が可能となった．

C. 内視鏡観察方法の分類

　丹羽・田尻らにより内視鏡観察法に関して目的・機能別に整理した分類が提唱された．内視鏡観察を通常観察，画像強調観察，拡大内視鏡観察，顕微内視鏡観察，断層イメージングと分類しており，それぞれに亜分類が作成され，細分化されている（図 1）[1,2]．

其の弐　「知」の章 〜押さえておくべき必須知識〜

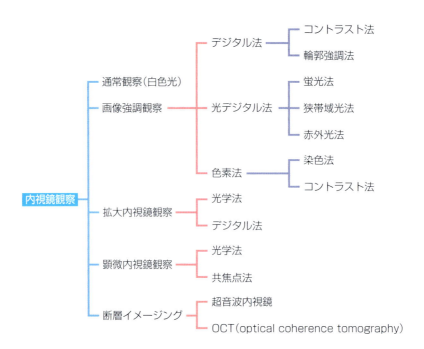

図1 内視鏡観察方法の分類
（文献1，2を参考に作成）

D. 画像強調観察（image-enhanced endoscopy：IEE）について

IEEは，色素法，デジタル法，光デジタル法に亜分類される．

1）色素法

コントラスト法，染色法，反応法にさらに分類される．コントラスト法の例としてインジゴカルミン撒布がある．陥凹ではインジゴカルミンがたまり，逆に隆起でははじかれることにより病変の境界を認識するのに役立つ．染色法としてはクリスタルバイオレット，メチレンブルーがある．前者は pit pattern の診察，後者は超拡大内視鏡施行時に使用される．反応法としてはグリコーゲンとヨードの反応を利用した食道のヨード染色が代表例である．酢酸インジゴカルミン法も反応法に含まれる．

2）デジタル法（構造強調と色彩強調）

画像処理の例として適応型構造強調処理，血液量指標（index of hemoglobin：IHb）に基づいた IHb 色彩強調処理がある．これらは画像強調観察のデジタル法に分類される．

構造強調とは pit pattern などの内視鏡所見として重要な部分を強調するもので，従来の輪郭強調とは異なっている．構造強調にはAモード，Bモードが存在する．Aモードは画像の明暗・色調変化の少ないところをより強調し，Bモードは明暗・色調の変化の多いところをより強調する設定である．血管や腺窩などの線状の構造物はAモードではより太く強調され，Bモードでは辺縁がシャープに強調される．

一方，色彩強調はわずかな色の違いを強調するものである．たとえば，画像全体のIHb値が低い褪色部ではより，赤みを減らす方向での画像処理を行い，逆に発赤部分ではより赤みを増やす

方向での画像処理を行うことで病変の認識を容易にすることを目的とする.

構造強調，色彩強調については，推奨される設定があるものの診断能を改善するほどのエビデンスには乏しく，それぞれの設定は，術者・施設の好みで決定される．構造強調推奨設定は白色光がA3，A5，A7，NBIがA5，A7，B7となっている．色彩強調の推奨設定は，NBIで上部が1，大腸は3とされている．先進施設の設定を参考に実際に自分で設定変更して確認してみるとよい．

3）光デジタル法について

内視鏡照明光の光学特性の変換もしくは白色光とは異なる特性を持ったレーザー光などを光源として用いたうえで，構造強調や色彩強調などの画像処理を加えることで，通常光では得られない情報を手に入れることができる．

例としてNBI，auto-fluorecent imaging（AFI），blue laser imaging（BLI）がある．なかでもNBI，BLIは精査内視鏡時のみならずスクリーニング内視鏡時にルーチンで使用されるようになっている．

NBIではフィルターで照明光をヘモグロビンの吸収特性のピークが存在する415 nmと540 nmに狭帯域化することで，血管や粘膜微細構造を強調する撮像法である．狭帯域化させることによる視野の暗さが欠点であったが，徐々に改善され，中近景での撮像も可能となっている．

BLI（富士フイルム社）では短波長レーザー光を照射して得られる高コントラストな信号に画像処理を行うことによって，血管や表面構造の観察に適した画像を得ることができる．白色光用レーザーとBLI用レーザーの2種類のレーザー光を用いており，白色光の成分を増加させることで，明るさを増加させ中近景での撮像に適したBLI brightモードを有することが特徴である．

E. 内視鏡の測光について

体腔は暗く照明手段が必要である．暗いと観察は困難であるが，逆に照明が明る過ぎてもハレーションで観察困難となる．平均測光では，画像全体の平均の明るさが一定となるように設定されている．ポリープなどの出っ張りがあると，ポリープが近景となり，背景は適当な光量でもポリープは過剰な光量となりハレーションで観察困難になる．ピーク測光では明るさがピークの部分をほぼ一定の明るさとなるように調光するので，ハレーションを起こすことがない．そのかわり，ピーク以外の部分は暗くなる．オートモードは撮影状況に応じて自動的に測光の方式を切り替え光量の制御を行うモードであるが，近接するとやはりハレーションが生じる．国立がん研究センター中央病院ではスクリーニング時，精密検査時にはピーク測光を，治療時にはオートモードを用いている．

精密検査では表面性状，境界などの診断のために近接観察が必要であることによりピーク測光がよいと考えられる．さらにスクリーニング内視鏡時にもある程度近接して，粘膜面の微小な変化を捉えようと心がけているため，ハレーションが生じないようピーク測光を用いている．治療時にはデバイスがカメラから出ることで，画面が暗くなるため，オートモードで光量を保つようにしている．

F. スコープの種類

検査・治療を適切に行うためにはスコープの特性を知ったうえでの適切なスコープ選択が重要である．画像の鮮明度，視野角，スコープ径，先端硬性部の長さ，鉗子孔径，water jet functionの

有無，硬度可変の有無などが異なっている．スコープの選択は主に，被検者の状態，検査 or 治療，術者の好みおよび施設の状況で決定される．各々の施設でのスコープ保有状況に応じた被検者ごとの柔軟な対応が必要である．

たとえば，精密検査ではセデーションを用いて径が太い拡大内視鏡スコープを使用，一方セデーションを用いないスクリーニング内視鏡では細めのスコープを使用などの判断が必要である．拡大内視鏡スコープの改良によりルーチンでの拡大内視鏡スコープの使用も考慮されていくと思われるが，施設での拡大内視鏡保有状況などもあり，現時点では全例拡大内視鏡を用いる施設は少ないと考えられる．治療時に関しては，前庭部，噴門部などのワーキングスペースが狭い部分では，water jet function はなくとも，先端硬正部の短い曲がりのよいスコープが適する場合があり，症例ごとの判断が必要である．

G. 内視鏡機器の取り扱い

内視鏡機器は精密機器であり，その取り扱いには注意が必要である．特に先端部は衝撃に弱く，少しぶつけただけでも故障の原因となってしまう．修理費のコスト削減のためには，先端保護のキャップを用いるなどの対策が必要である．

また，強いアングルがかかった状態での無理なデバイスの出し入れや鉗子孔内で局注針による損傷などで漏水の原因となるので注意が必要である．

文献
1) Tajiri H, Niwa H. Proposal for a consensus terminology in endoscopy: how should different endoscopic imaging techniques be grouped and defined? Endoscopy 2008; **40**: 775-778
2) 田尻久雄，丹羽寛文．内視鏡観察法の分類と定義．Gastroenterol Endosc 2009; **51**: 1677-1685
3) 中村一成．内視鏡システムにおける先端光学技術．光学 2006; **35**: 500-507

[居軒和也・斎藤豊]

3 解剖知識と正常像

ⓐ 咽喉頭・食道

A. 咽喉頭

　解剖学的に複雑で咽頭反射など敏感な領域である．解剖学的構造をよく理解し，短時間で素早く，粘膜面への接触を最小限にして観察することが肝要である．
　喉頭は声門上部・声門・声門下部とそれぞれ3領域に亜分類される（図1，図2黄色点線［喉頭と咽頭の境界線］）．
・声門上部：仮声帯・披裂・披裂喉頭蓋襞・喉頭蓋
・声門：前連合・声帯・後連合
・声門下部
　咽頭は上・中・下の3領域に亜分類される（図1〜4）．
・上咽頭：硬口蓋と軟口蓋の接合部の高さから頭蓋底まで

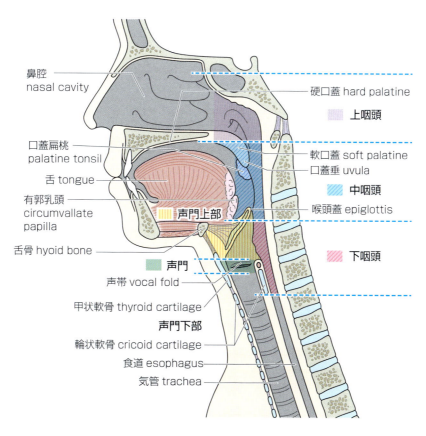

図1　咽喉頭の解剖

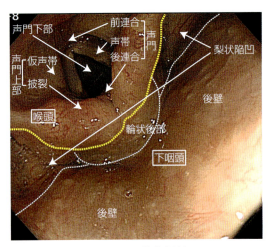

図2 下咽頭・喉頭の通常内視鏡

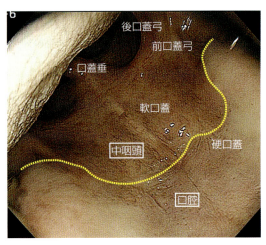

図3 口腔～中咽頭の通常内視鏡

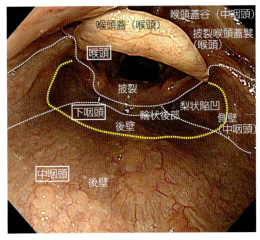

図4 中・下咽頭，喉頭の通常内視鏡

・中咽頭：硬口蓋と軟口蓋の移行部から舌根上縁（または喉頭蓋谷底部）の高さまで
・下咽頭：舌根上縁から輪状後部下縁の高さまで

　これらは内視鏡的に観察できる粘膜面ではなく，解剖学的な位置で定義されているため，両者のすり合わせが必要である．口腔と中咽頭の境界は硬口蓋と軟口蓋の移行部が粘膜も色調変化として視認可能である（図3 黄色点線）．一方，中咽頭と下咽頭の境界は前壁側にある舌根上縁（喉頭蓋谷底部）の高さで分けられるが，側壁・後壁側の境界は粘膜面に目安となる構造物・色調変化などがないため同定困難である．現時点において喉頭蓋谷の左⇒右底部を結んだ仮想ラインの高さで側壁・後壁側の境界を推定せざるを得ない（図4 黄色点線）．

　組織学的には，咽頭は食道と同じ扁平上皮であるが，"粘膜筋板が存在しない"ことを知っておく必要がある（図5）．

B. 食道

　食道で病変を発見した際には，切歯からの距離に加え，解剖学的な占居部位（長軸区分：頸部/

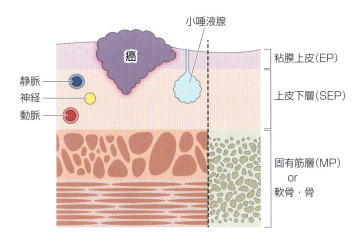

図5 咽頭の組織学的断面図

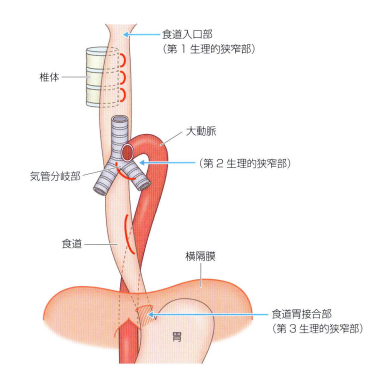

図6 食道のマクロ解剖

胸部/腹部食道，短軸区分：前後左右）を内視鏡的に推測しなければならない．しかし，食道は細く直線的な管腔臓器であり，粘膜面に反映される数少ない構造的変化を的確に捉える必要がある．

粘膜面の構造的変化で重要なものとして，3つの生理的狭窄部（図6）や気管支などによる壁外性圧迫部がある．第1生理的狭窄部の食道入口部（切歯から約15 cm）であり，そこから第2生理的狭窄部（切歯から約27 cm，左主気管支や大動脈弓による圧迫：図7点線：左主気管支，矢頭：大動脈弓）の間，椎体と食道とが最も近接する区域である．そのため，食道内腔に椎体の圧迫による縦列する隆起を認める（図7矢印：椎体）．左主気管支による圧迫部より下では心嚢・左心房が

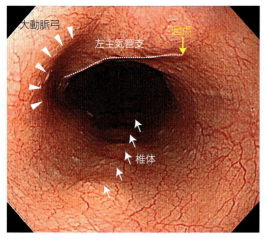

図7 胸部上〜中部食道

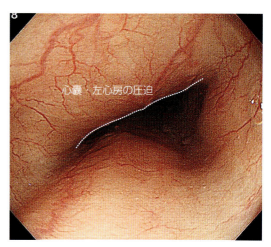

図8 胸部中〜下部食道

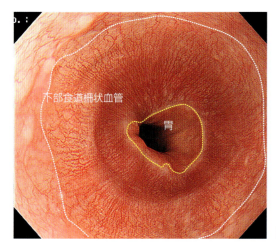

図9 腹部食道（食道胃接合部）

左前側方に隣接しており（図8白点線：切歯から約32cm），椎体の圧迫とともに短軸区分（前後左右）の指標となる．左主気管支の圧迫の起点（図6黄色矢印）が気管分岐部下端の高さに相当し，胸部食道における上部・中部の亜区域の境界と推測できる．その他に長軸区分の亜区域の境界の指標となる内視鏡所見として下部食道柵状血管があり，食道胃接合部（切歯から約42cm）から2〜3cm（平均2.5cm）口側に見られる（図9）．現在の取扱い規約において，下部食道柵状血管の下端が食道胃接合部の最も重要な指標とされている（図9黄色点線）．胸部・腹部食道との境界は内視鏡的に同定困難である．便宜的に食道胃接合部から約2cm（下部食道柵状血管の上端）までを腹部食道とし，そこから左主気管支の圧迫の起点までの距離を二等分した部位を胸部中・下部食道の境界としても許容されるであろう．われわれは食道内で少なくとも5〜6枚の写真をルーチンに撮像しており，その際の留意点として，椎体の圧迫を6時方向（5〜7時）に，左主気管支の圧迫を12時方向（11〜1時）方向に保持しつつ，生理学的狭窄部または壁外性圧迫部を画像として捉えることが極めて重要である．そうすることにより，食道の内視鏡写真を長軸・短軸方向の区分において適切に画像を振り返ることができ，ダブル・チェック（見落とし防止）や治療時の術前評価などの精度を高めることにつながる．

［郷田憲一・井上晴洋］

b 胃・十二指腸

A. 胃

　一般的に，胃は口側から胃底部（穹隆部）[fundus (fornix)]，胃体部 [body (corpus)]，胃角部 [angulus (incisula)]，前庭部 (antrum) と呼ばれており，食道と胃の境界には噴門 (cardia)，胃と十二指腸との境界には幽門 (pylorus) がある．噴門と幽門を結ぶ最短距離の線を小彎 (lesser curvature)，その対側の最長距離の線を大彎 (greater curvature) と呼んでいる．

　胃癌取扱い規約では，胃の名称は小彎，大彎を三等分し，それぞれの対応線を結んで胃を3つの領域に分け，口側から上部 (U)，中部 (M)，下部 (L) としている（図1）．また，胃壁の断面区分として全周を四等分し，小彎 (Less)，前壁 (Ant)，大彎 (Gre)，後壁 (Post) と定義されている（図2）．内視鏡レポートを記載する際には，これらの用語を用いて病変の解剖学的部位を明記することは検査情報の共有，治療方針を検討するうえで非常に重要である[1]．

　萎縮のない胃粘膜は滑らかで光沢があり，近接像において胃体下部から胃角部小彎の粘膜上皮下に集合細静脈が規則正しく配列する微小な発赤点（regular arrangement of collecting venules：RAC）を認める（図3）[2]．また，胃体部の大彎には細長くまっすぐ走行した，発赤や腫大を伴わない皺襞を認める（図4）．

B. 十二指腸

　十二指腸は幽門輪直下から Treitz 靱帯までの小腸であり，球部，下行部，水平部，上行部に分かれている．下行部の中央内側には主乳頭（papilla Vater，major papilla）があり，ここに総胆管と

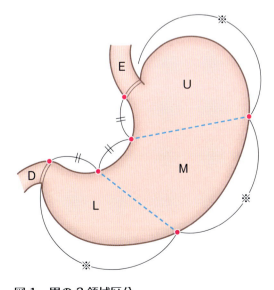

図1　胃の3領域区分
（文献1より抜粋）

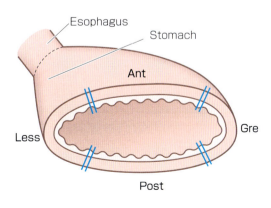

図2　胃の断面区分
（文献1より抜粋）

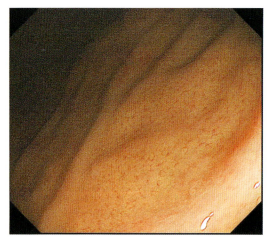

図3 胃体部の正常像

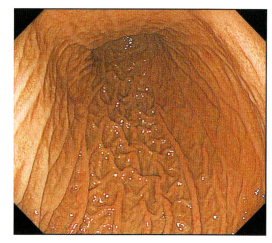

図4 regular arrangement of collecting venules (RAC)

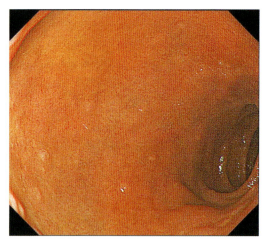

図5 十二指腸球部の正常像

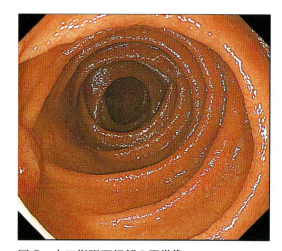

図6 十二指腸下行部の正常像

主膵管が合流して開口している．その2～3cm口側には副乳頭（minor papilla）があり，副膵管が開口している．

　下行部，水平部，上行部には空腸，回腸と同様にKerckring襞が存在するが，球部にはKerckring襞はない（図5，図6）．粘膜上皮は形状，配列の整った絨毛様構造を呈しており，内視鏡では下行部の9時方向に主乳頭が観察できる（図6）．

文献
1) Japanese Gastric Cancer Association. Japanese classification of gastric carcinoma: 3rd English edition. Gastric Cancer 2011; **14**: 101-112
2) Yagi K et al. Characteristic endoscopic and magnified endoscopic findings in the normal stomach without Helicobacter pylori infection. J Gastroenterol Hepatol 2002; **17**: 39-45

[阿部清一郎・斎藤豊]

C 大腸

　大腸の内視鏡診断において，進行大腸癌に対する術前診断では，点墨を施行するときなど，マクロ的な解剖学的知識が重要となる．
　また，早期大腸癌の深達度診断においては，拡大内視鏡診断が重要な側面を持つ．拡大内視鏡観察による診断では，大腸粘膜の表面構造を観察するが，表面構造は大腸粘膜の構造を反映しているため，構造異型を呈する腫瘍性病変があった場合，表面粘膜構造に異型が反映される．そのため，診断は表面構造の拡大像から病理像を予測することで診断を行う．よって，消化管粘膜の構造を知ることは診断に重要である．大腸の基本的な解剖および組織について述べる．

A. 大腸のマクロ解剖

　大腸（large intestine）は回腸に続く盲腸から始まり，上行結腸，横行結腸，下行結腸，S状結腸と続き，直腸を経て肛門にいたるまでの腸管である（図1）．「大腸癌取扱い規約（第8版）」[1]では，直腸S部から下部直腸までを「直腸」としている．解剖学的用語と臨床にて用いる用語の定義がそれぞれ異なることに注意が必要である．
　直腸においては，上部直腸（Ra）と下部直腸（Rb）に分かれ，上部直腸は「第2仙椎（S2）下縁の高さより腹膜翻転部まで」と定義されている．第2 Houston弁（中Houston弁）が腹膜翻転部におおよそ一致するとされている（図2）．
　直腸癌の術前診断においては，その術式決定のため，肛門辺縁（anal verge：AV），歯状線，

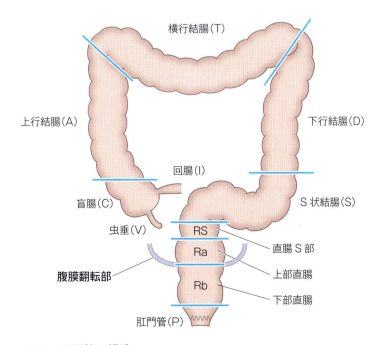

図1　肛門管の構造

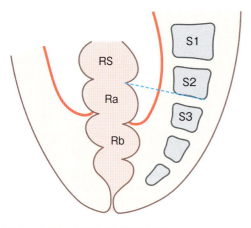

図2 直腸の解剖学的位置関係
第2 Houston弁が腹膜翻転部に位置する．この位置関係を把握すると，内視鏡治療の穿孔リスクが高いRaの位置や，点墨すべき高さが理解できる．

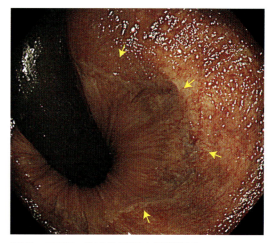

図3 直腸における反転内視鏡観察
黄色矢印が Hermann 線を示す．

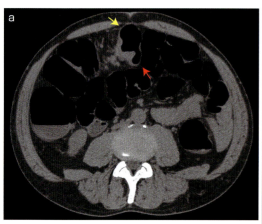

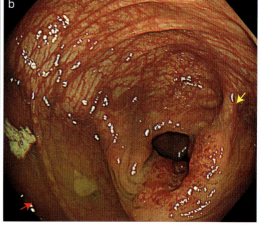

図4 横行結腸腫瘍に対する点墨位置
a：腹腔鏡は腹側からアプローチするため，黄色矢印部に点墨すると視認しやすいが，赤矢印部に点墨した場合は視認が困難となる．
b：内視鏡所見では，腹臥位で水がたまっている（赤矢印部）方向が重力方向＝背側と考えられる．よって黄色矢印部が腹側と考えられ，この部位に点墨を試みると視認しやすい．

　Herrmann線などの解剖および内視鏡所見が重要である[2]．被検者直腸の観察スペースが狭い場合は粘膜損傷の危険性があるため無理をしてはいけないが，可能な限り内視鏡を反転して観察，画像を撮影するとともに，病変肛門側からHerrmann線または歯状線までの距離を記載することが勧められる（図3）．
　直腸癌の術前内視鏡検査，および点墨を試みる場合も腹膜翻転部および解剖学的位置の把握が重要である．第2 Houston弁より肛門側に点墨を施行してしまうと腹腔鏡操作では（骨盤内を剥離露出させない限り）視認困難となってしまう．
　直腸以外でも，上行結腸・下行結腸の外側（lateral）は漿膜にて腹壁に固定されているため，内

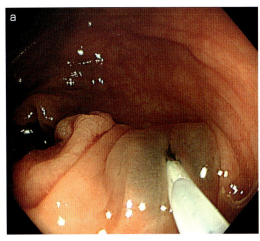 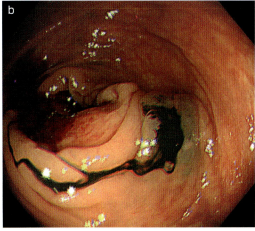

図5 点墨の実際
a：前述の黄色矢印部に点墨を施行した．
b：墨汁の流れからも重力方向（背側方向）が確認可能である．
しかしながら，横行結腸間膜や網嚢などの解剖学的構造により視認が妨げられることもあり，万全を期すために対側に2箇所点墨する選択肢もありうる．

側（medial）に点墨を施行するほうがよいと思われる（図4）．さらに，背側（dorsal）に点墨してしまうと腹腔鏡からの視認が困難になってしまう場合が多い．被検者が背臥位になっている場合，腸管液は背側にたまるので，その対側に点墨を施行するとよいと思われる．横行結腸およびS状結腸は腹壁に固定されておらず，それぞれ横行結腸間膜，S状結腸間膜がある．間膜方向に点墨が施行されると視認が困難となる．しかしながら内視鏡画像から間膜方向を予測することが困難なことも多く，これらの部位では点墨を2箇所施行することも選択肢のひとつと思われる（図5）．

このように，大腸の術前内視鏡検査においては，腸管の走行，部位，被検者の体位および重力方向を念頭に置いて検査することも重要である．

また，早期大腸癌の内視鏡治療においても解剖学的位置の把握が重要になる．大腸内視鏡的粘膜下層剥離術（endoscopic submucosal dissection：ESD）は早期大腸癌に対する低侵襲な治療選択肢のひとつであるが，穿孔のリスクが伴う．万が一穿孔が生じた場合，穿孔部から腸管液の漏出を防ぎ腹膜炎を避けるため，腸管の走行は常に意識しておくほうがよい．また，的確なクリッピングによる穿孔部縫縮のために，周囲の粘膜下層剥離を追加したあとにクリッピングすると有効である場合がある．このとき，穿孔部が腸間膜側であれば，腹腔への腸管漏出は限局性であるが，腸間膜のない方向で穿孔が生じた場合には汎発性腹膜炎の危険性も高く，迅速な対応が必要となる．

B．大腸のミクロ解剖

大腸粘膜は，表面（管腔側）が円柱上皮（構造の名前としては単相円柱上皮，機能の名前としては円柱吸収上皮，などと呼ばれる）にて構成される．この上皮がくぼみをつくり，腸陰窩（腸腺とも，陰窩とも呼ばれる）を形成する．この陰窩に対し，クリスタルバイオレット染色下にて内視鏡拡大観察を行うと工藤・鶴田分類におけるType1 pitを認める（図6）．その下には薄い平滑筋組織である粘膜筋板が存在する．粘膜筋板より上の構造を粘膜固有層と呼ぶ．粘膜筋板よりも外（漿膜側）には結合組織すなわち，膠原線維，脂肪（脂肪細胞），血管，リンパ管，神経，リンパ球，（お

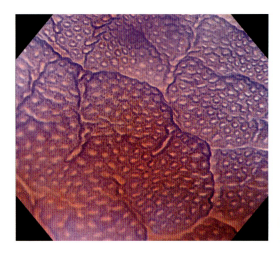

図6　正常大腸粘膜のCV染色拡大所見によるpit構造（TypeⅠ）

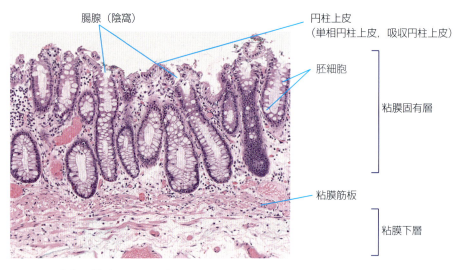

図7　正常大腸粘膜のHE組織所見

よびリンパ小節［リンパ小節は粘膜固有層にも粘膜下層にも存在する］），線維芽細胞などで構成される．そのさらに外（漿膜側）には筋層があり，筋板から筋層までの間の結合織が粘膜下層である[3]（図7）．これらの組織学的構造と拡大内視鏡画像との対比のシェーマを図8に示す．

C. 肛門管について

　肛門縁から歯状線までを解剖学的肛門管，肛門縁より恥骨直腸筋付着部上縁までを外科的肛門管と呼ぶ（図9）．一般的には外科的肛門管を肛門管とすることが多く，「大腸癌取扱い規約（第8版）」においても外科的肛門管が肛門管の定義となっている[4]．しかしながら海外の報告では解剖学的肛門管を肛門管としている報告もあり，議論を行う際にはどちらの定義に沿っているかに留意する必要がある．

3. 解剖知識と正常像

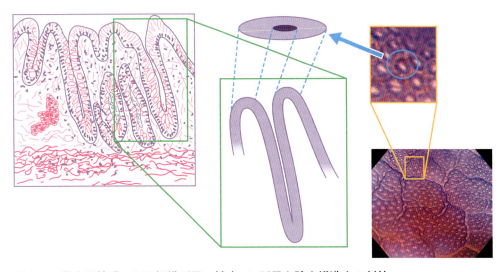

図8　正常大腸粘膜のHE組織所見，拡大pit所見と陰窩構造との対比

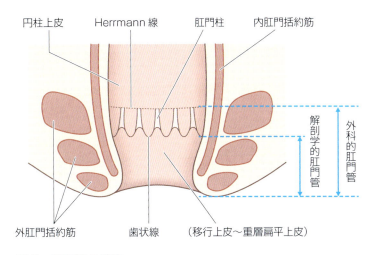

図9　肛門管の構造

文献
1) 大腸癌研究会（編）．大腸癌取扱い規約，第8版，金原出版，2013
2) 伊藤　雅ほか．【イラストでみる大腸癌腹腔鏡手術のポイント】腹腔鏡下ISR．臨床外科 2016; **71**: 171-180
3) 藤田　尚，藤田　恒．標準組織学　各論，第3版，医学書院，2005
4) 松田　圭，渡邉　聡．【図説　胃と腸用語集2012】解剖 肛門・肛門管の解剖用語．胃と腸 2012; **47**: 630-632

［高丸博之・斎藤豊］

其の弐　「知」の章〜押さえておくべき必須知識〜

4 内視鏡分類の基礎知識

a 食道

食道扁平上皮癌における内視鏡分類として，ぜひ習得しておくべきものとして病型分類があり，表在癌において病型と深達度とは密接に関係している[1,2]．治療方針の決定に際して重要なファクターとなるため，細かい診断基準から表記の取り決めにいたるまで知っておく必要がある[3]．

表1のごとく，最新の「食道癌取扱い規約（第11版）」[3]には，肉眼型は"病型"分類として，0～5型の6段階に区分されており，粘膜下層までにとどまる癌の病型は，表在型"0型"と表現される．"0型"は0-Ⅰ（表在隆起型），Ⅱ（表面型），Ⅲ（表在陥凹型）型に亜分類され，さらに0-Ⅰ型は有茎性（Ⅰp）と無茎性（Ⅰs）に，0-Ⅱ型は表面隆起（Ⅱa）・表面平坦（Ⅱb）・表面陥凹（Ⅱc）に亜分類される．Ⅰsの場合，旧分類のⅠ-sep（上皮下腫瘤型）が含まれ，後述するⅢ型の場合も含め（図2参照），立ち上がり部分が健常の上皮で被覆されている場合があることを知識として押さえておきたい．取扱い規約において0-Ⅱaは"ごく軽度に隆起している病変（高さの目安は約1mm程度までとする）"，0-Ⅱcは「びらん」程度のごく浅い軽度の陥凹を示す病変"，さらに0-ⅢではⅡcよ

表1 食道癌病型（肉眼型）分類

0型		表在型
1型	隆起型	
2型	潰瘍限局型	
3型	潰瘍浸潤型	進行型
4型	びまん浸潤型	
5型	分類不能型	

表在型（0型）の亜分類		亜分類の説明
0-Ⅰ	表在隆起型	丈の高い隆起性病変．大きさ・高さ・基底部のくびれ具合から表在型と推定される癌．
Ⅰp	有茎性	有茎 or 亜有茎性で基底部の広さより高さが目立つ
Ⅰs	無茎（広基）性	無茎で高さより基底部の広さ（太さ）が目立つ ※過去の取扱い規約（第9版）0-Ⅰpl 丘状型，0-Ⅰsep 上皮下腫瘤型が含まれる
0-Ⅱ	表面型	
Ⅱa	表面隆起型	ごく軽度の隆起（高さ1mm程度まで）
Ⅱb	表面平坦型	肉眼で凹凸が認識できない．
Ⅱc	表面陥凹型	ごく軽度の陥凹（いわゆる「びらん」程度）
0-Ⅲ	表在陥凹型	Ⅱcより深い潰瘍形成性の陥凹で，潰瘍底が筋板を越えると推定される病変

註1）上記複数の基本型が混在する場合，混合型と呼ぶ．以下の3点が記載上の取り決め．①面積の広い病型から先に記載し，＋でつなぐ．②深達度が最も深い病型が"主"たる病型であり，ダブルクォーテーション（""）を付ける．③表在型と進行型が混在する場合は進行型を先に記し，ダブルクォーテーションは不要．
註2）表層拡大型 superficial spreading type：病変の最大径が5cm以上ひろがる0-Ⅱ型の表面型病変．病型分類に付記してよい．
（文献3を参考に作成）

4. 内視鏡分類の基礎知識

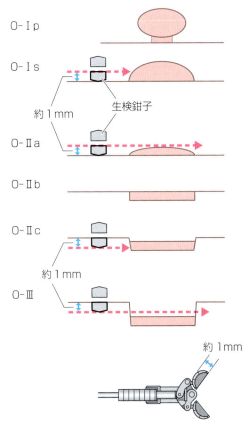

図1　内視鏡的肉眼型分類（パリ分類）

り深い潰瘍形成性の陥凹性病変で"陥凹底が粘膜筋板を越えると推定される"病変と曖昧な表現といわざるを得ない．

　これらの定義については，国際的に著名な内視鏡医と病理医が内視鏡的な肉眼型分類（いわゆるパリ内視鏡分類[2]）において具体的に示されており，内視鏡初学者にも理解が得られやすい．図1に示すごとく，生検鉗子を用いて隆起性病変の場合，生検鉗子の片側の高さ（およそ1.2mm）を基準に評価し，それより低い隆起を0-IIa（<1mm）とし，陥凹性病変に対しては，生検鉗子の片側の半分（およそ0.5mm）を基準に，それより浅い陥凹（<0.5mm）をIIcとして，0-Iあるいは0-IIIとの鑑別点としている．また，日本の取扱い規約にも，パリ内視鏡分類にも書かれていないが，0-III型は極めてまれである．知識として押さえておきたい，この病型の特徴として図2のごとく，深い陥凹に高い辺縁隆起と厚み（肥厚）を伴っていることが多い（特に図2c, 0-III型の白矢頭部で顕著，黄色矢頭部では立ち上がりから健常の上皮で被覆された肥厚部）．

　病型と深達度の関係で最重要ポイントは，0-Iと0-III型の8〜9割は粘膜下層深部浸潤（SM2）癌，またはSM2以深であることである（図2）．よって，0-Iと0-III型の病変は，基本的に内視鏡治療の適応から外れると考えてよい．しかし，日本における食道表在癌の大多数は0-II型を示し，その深達度は上皮内癌（T1a-EP）〜粘膜下層深部浸潤癌（T1b-SM）まで幅広く，通常内視鏡のみで深達度を予測するには限界がある．そこで，最近では0-II型の深達度を予測する際に，拡大内視鏡診断が有用とされ，その上乗せ効果が期待されている．病型と深達度との関係の詳細と日本食

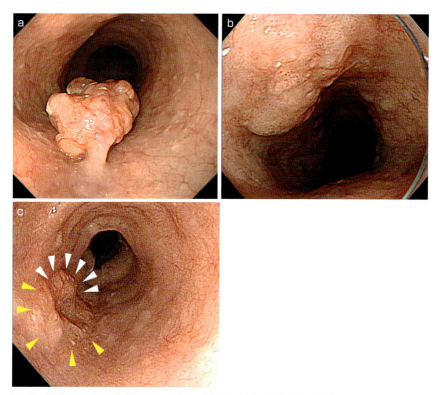

図2 粘膜下層深部浸潤をきたした食道表在癌（扁平上皮癌）
a：0-Ⅰ型．T2-MP（Ⅰp部はT1b-SM2）
b：0-Ⅰs型．T1b-SM2
c：0-Ⅲ型．T1b-SM2
（a：国立がん研究センター中央病院内視鏡科 吉永繁高先生ご提供）

道学会が提唱している拡大内視鏡分類については，其の参-1「咽喉頭・食道観察の極意」の項で解説したい．

文献

1) Makuuchi H et al. Clinical pathological analysis of surgically resected superficial esophageal carcinoma to determine criteria for deciding on treatment strategy. Diagn Ther Endosc 1997; **3**: 211-220
2) Participants in the Paris Workshop. The Paris endoscopic classification of superficial neoplastic lesions: esophagus, stomach, and colon. Gastrointest Endosc 2003; **58**: S3-S43
3) 日本食道学会（編）．食道癌取扱い規約，第11版，金原出版，2015

［郷田憲一・井上晴洋］

b 胃

A. 木村・竹本分類 (図1)

　1969年 Kimura，Takemoto らが世界で最初に慢性胃炎の萎縮境界を分類した[1]．いわゆる「木村・竹本分類」であり，内視鏡的萎縮領域の広がりを表現するのに用いられている．大きく萎縮境界が胃体部小彎側で噴門を越えないものを closed type，噴門を越えるものを open type とし下記のように分類している．

　　C-1：萎縮領域が前庭部にとどまるもの
　　C-2：胃角部から体下部にいたるもの
　　C-3：胃体上部までにとどまるもの
　　O-1：噴門周囲までにとどまるもの
　　O-2：O-1 と O-2 の間
　　O-3：大彎全体の襞が消失し萎縮が全体に及んでいるもの

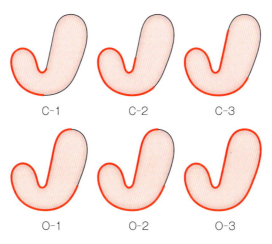

図1　木村・竹本分類

B. 山田分類 (図2)

　1966年山田，福冨らは胃隆起性病変を4つの型に分類した[2]．それから約50年経った現在でも「山田分類」として広く用いられている．

　　隆起Ⅰ型：隆起の起始部が滑らかで，明確な境界線を形成しないもの．
　　隆起Ⅱ型：隆起の起始部に明確な境界線を形成しているが，くびれを認めないもの．この型は一見Ⅰ型と類似している場合がある．
　　隆起Ⅲ型：隆起に起始部に明らかなくびれを形成しているが，茎は認められないもの．すなわち半球～球状のものを平面上に載せたような形である．
　　隆起Ⅳ型：明らかに茎のあるもの．

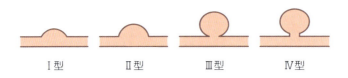

図2 山田分類

C. 潰瘍の分類 (図3)

　﨑田らは胃潰瘍の発生から治癒にいたる過程を3つの期間，いわゆる活動期 (active stage)，治癒過程期 (healing stage)，瘢痕期 (scarring stage) と定義し，それぞれを2つに分けたA1, A2, H1, H2, S1, S2の6つに分類した[3]．現在では胃のみならず十二指腸の潰瘍に対しても用いられている．

　A1：厚い白苔，辺縁腫脹を認める
　A2：白苔周囲の白色輪，発赤の取り巻き，襞集中が出現する
　H1：辺縁腫脹の改善，白苔周辺に陥凹発赤部が出現する
　H2：粘膜再生が進み，白苔がかすかに残存する
　S1：再生粘膜が完全に覆い赤色瘢痕を認める
　S2：赤みが消失し周辺粘膜と同様あるいは白色気味になる

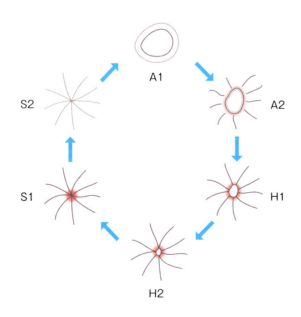

図3 潰瘍の分類

D. Forrest 分類 （図4）

　1974年Forrestらが潰瘍からの出血の状態を分類し[4]，Forrest分類として用いられてきた．その後1991年にKohlerらが改変したものがあり[5]，本項ではその改変Forrest分類を記載する．内視鏡観察上の出血の状態を以下のように分類しており，ⅠおよびⅡaに関しては内視鏡治療の適応であるがⅡbに関しては議論の分かれるところである．

　Ⅰ：活動性出血
　　　a：噴出性出血
　　　b：湧出性出血
　Ⅱ：出血の痕跡を認める潰瘍
　　　a：出血を伴わない露出血管
　　　b：凝血塊付着
　　　c：黒色の潰瘍底
　Ⅲ：きれいな潰瘍底

 Ⅰa：噴出性出血

 Ⅰb：湧出性出血

 Ⅱa：出血を伴わない露出血管

 Ⅱb：凝固塊付着

 Ⅱc：黒色の潰瘍底

 Ⅲ：きれいな潰瘍底

図4　Forrest分類

E. 早期胃癌肉眼型分類 （図5）

　早期胃癌の肉眼型分類は1961年に行った早期胃癌の全国集計の際に定められ[6]，現在でも「胃癌取扱い規約」に記載されている[7]．0型を表在型とし「癌が粘膜下層までにとどまる場合に多く見られる肉眼形態」と定義され下記のように細分類される．「胃癌取扱い規約（第13版）」までは隆起の高さが正常粘膜の2倍までのものを0-Ⅱa型，それを超えるものを0-Ⅰ型としていたが，第14版には「現実には隆起の高さが2〜3mmまでのものを0-Ⅱa型とし，それを超えるものを0-Ⅰ型とするのが一般的である」と記載されている．また混在型の表在型は，より広い病変から

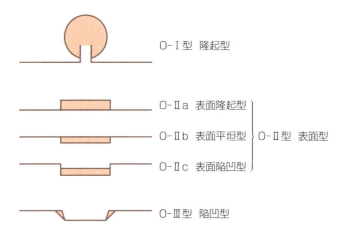

図5　早期胃癌肉眼型分類

順に「＋」記号でつないで記載する（例：0-Ⅱa＋Ⅰ）．また早期胃癌の肉眼型分類において注意すべき点は食道癌や大腸癌においては表在癌の肉眼型は表在癌のみに，進行癌の肉眼型は進行癌のみに用いることになっているが，本分類は深達度いかんによらず進行癌でも肉眼型によっては早期胃癌の肉眼型分類を用いることがある．

0-Ⅰ型　隆起型：明らかな腫瘤状の隆起が認められるもの
0-Ⅱ型　表面型：隆起や陥凹が軽微なもの，あるいはほとんど認められないもの
　0-Ⅱa　表面隆起形：表面型であるが，低い隆起が認められるもの
　0-Ⅱb　表面平坦型：正常粘膜に見られる凹凸を超えるほどの隆起・陥凹が認められないもの
　0-Ⅱc　表面陥凹型：わずかなびらん，または粘膜の浅い陥凹が認められるもの
0-Ⅲ型　陥凹型：明らかに深い陥凹が認められるもの

先輩ドクターからの金言
「他人の検査は信じられない．いわんや自分をや」

文献
1) Kimura K et al. An endoscopic recognition of the atrophic border and its significance in chronic gastritis. Endoscopy 1969; **3**: 87-97
2) 山田達哉ほか．胃隆起性病変．胃と腸 1966; **1**: 43-48
3) 﨑田隆夫ほか．内視鏡診断．胃潰瘍の診断．内科シリーズ No.2 胃・十二指腸潰瘍のすべて，「内科」編集委員（監），南江堂，1971: p.197-208
4) Forrest JA et al. Endoscopy in gastrointestinal bleeding. Lancet 1974; **2**: 394-397
5) Kohler B et al. Upper GI-bleeding--value and consequences of emergency endoscopy and endoscopic treatment. Hepatogastroenterology 1991; **38**: 198-200
6) 田坂定孝．早期胃癌の全国集計．Gastroenterol Endosc 1962; **4**: 4-14
7) 日本胃癌学会（編）．胃癌取扱い規約，第15版，金原出版，2017: p.10

［吉永繁高・小田一郎］

C 大腸

　腫瘍性病変の内視鏡診断で必ず知っておくべき分類は「大腸癌取扱い規約」[1]に記載されている肉眼型分類，特に表在型（0型）である（表1，図1）．注釈部分の理解も重要であり，以下にいくつか追記する．また，形態分類として LST（laterally spreading tumor）病型亜分類があげられ，これも必須の知識である（図2）．また，本書における内容は「大腸癌取扱い規約（第8版）」に準じて記載されている．当規約は第9版が2018年7月に刊行されているので，分類などの変更点については最新の規約を参照されたい．

　①「深達度診断において，TisもしくはT1癌（早期癌：癌浸潤が粘膜および粘膜下層にとどまるもの）と推定される病変を表在型とする」：治療前診断でcT1bと診断されたものが，病理組織学的にpT2以深，あるいはcT2がpT1bと診断されることがあるが，それに関しても「病理組織学的検索により，進行癌（粘膜下層よりも深く浸潤するもの）であっても表記は0型のままにする」と付記されている．

　②「LSTは径10 mm以上の表層（側方）発育型腫瘍を表し，肉眼型分類には含めない」：LST分

表1　大腸癌肉眼型分類

表在型（0型）：深達度が粘膜または粘膜下層までにとどまる癌．
腫瘤型（1型）：腫瘍全体が塊状となり，腸管内腔に突出するもの．
潰瘍限局型（2型）：腫瘍の中央が陥凹し，周堤の境界がはっきりしているもの．
潰瘍浸潤型（3型）：周堤がくずれ，非腫瘍粘膜との境界が不明瞭な部分があるもの．
びまん浸潤型（4型）：癌が周囲に不規則に広がっているもの．
分類不能（5型）

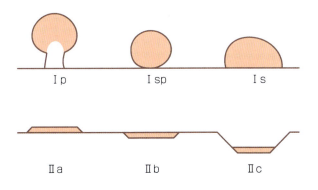

図1　表在型（0型）の亜分類
　　隆起型（Ⅰ）
　　　有茎型（Ⅰp）
　　　亜有茎型（Ⅰsp）
　　　無茎型（Ⅰs）
　　表面型（Ⅱ）
　　　表面隆起型（Ⅱa）
　　　表面平坦型（Ⅱb）
　　　表面陥凹型（Ⅱc）

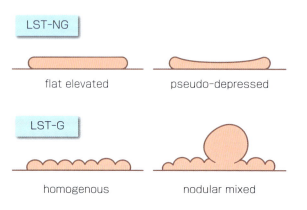

図2 LST亜分類
Granular (G) type
　顆粒均一型 homogenous type
　結節混在型 nodular mixed type
Non-granular (NG) type
　扁平隆起型 flat elevated type
　偽陥凹型 pseudo-depressed type

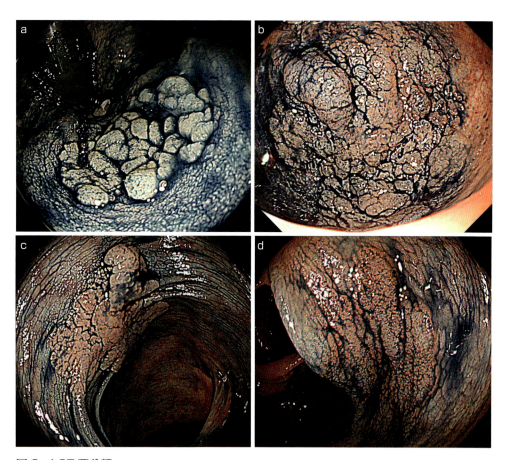

図3 LST亜分類
a：ほぼ均一な大きさなの結節所隆起の集簇からなる病変で，0-Ⅱa(LST-G)と判定できる．
b：丈の低い結節状（または平坦な隆起）を主成分とし，一部に丈の高い半球状の結節隆起成分を伴う病変で，0-Ⅱa＋Ⅰs(LST-G)と判定できる．
c：丈の低い平坦隆起病変で，表面模様は分葉構造は見られるものの，結節所の隆起の集簇とは程遠く，0-Ⅱa(LST-NG)と判断できる．病変辺縁にLST-NGに特徴的な偽足様所見が見られることにも留意する．
d：インジゴカルミン撒布後の"たまり"から，わずかに非腫瘍粘膜面よりも丈の低い陥凹性病変として認識できる．辺縁部の非腫瘍粘膜に覆われた帯状の縁取りは粘膜模様のコントラストから目立って見えるが，その高さはほとんど非腫瘍部と変わらない．以上より，0-Ⅱc(LST-NG)と判定される．

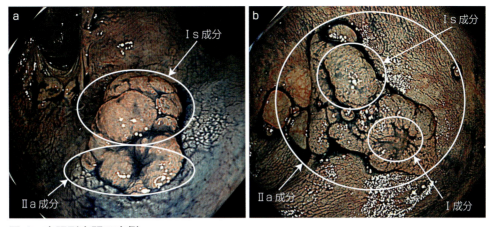

図4 肉眼型表記の実例
a：Ⅰs成分とⅡa成分からなる病変で，前者の占める面積のほうが広いため，肉眼型分類は0-Ⅰs+Ⅱaとする．
b：Ⅱa, Ⅰs, Ⅱc成分からなる病変である．それぞれの面積を考慮すると，0-Ⅱa+Ⅰs+Ⅱcとするのが正確な表記といえる．しかし，臨床病理学的特徴を考慮すると，Ⅱc部分の拡大内視鏡所見が治療方針決定に重要な病変であり，かつ全体にはLST-NGをベースとした成分が優位であるため，0-Ⅱa+Ⅱc（LST-NG）として群分けされる病変と考えられる．

類は肉眼型分類には含まれず，あくまで形態分類として区別して扱う．LSTはその形態から，G type（homogenous または nodular mixed type）と NG type（flat elevated または pseudo-depressed type）に区別されると記載されている（図2, 図3）．一般的には肉眼型分類を表記したうえで，LST所見を表記している．肉眼型分類とLSTのサブタイプまで含めて併記することで，病変の内視鏡像が画像なしでもある程度予想しやすくなる．ちなみに，LSTの亜分類を正確に判断するためには，画像強調観察では不十分なことがあるため，インジゴカルミン撒布による色素法を用いて丁寧に観察し判断するように留意すべきである．

③「組織発生や腫瘍，非腫瘍の違いを考慮せず，病変の形を全体像として捉える」：0-Ⅱc病変では注意が必要なことがある．陥凹型病変（LST-NG）では，非腫瘍粘膜に覆われたわずかな辺縁隆起が帯状に病変を縁取るように見られることがしばしばある．病変表面の内視鏡像を見れば同部は非腫瘍で，それに囲まれた内側部分が腫瘍としての所見を呈している．肉眼型分類では，両者を含めて評価することになるため，面積の広い腫瘍性部位が周囲の非腫瘍粘膜よりも高ければⅡa，低ければⅡcとまずはつけたうえで，辺縁隆起部の高さを評価する．腫瘍部位に対してⅡaとつけた病変で，辺縁隆起部が明らかに段差をもって一段高いとみれば，総合的にはⅡa+Ⅱc（この場合，非腫瘍粘膜に覆われた部分まで含めてⅡaとしたうえで，腫瘍部位が陥凹しているため）になる．一方，腫瘍部をⅡcとした場合に，辺縁隆起部がさらに周囲の非腫瘍粘膜とほとんど高低差がなければⅡc，明らかに高低差があればⅡc+Ⅱaと表記することになる．

④「表在型の2つの要素を有する腫瘍では，面積が広い病変を先に記載する」：0-Ⅰs+Ⅱa（LST-G）については注意が必要である．深達度診断を考慮すると，粗大結節部（Ⅰs）に注意が必要なことが多い．一方で厳密に規約に従えば，隆起と平坦部分の混合病変では，類似した形態ながら0-Ⅰs+Ⅱaまたは0-Ⅱa+Ⅰsの表記がありうる（図4）．

そうなると，0-ⅠsとⅡaの違いは？ということになる．0-Ⅱaは表面が平滑な扁平隆起性病変と記され，0-Ⅰs（無茎性）は，半球形のポリープ病変で，底面が腸壁に付着しているものとされている．すなわち，Ⅱaについては，「平滑な」という粘膜模様に関する評価が必要で，単純に高さだ

けの問題ではないことが理解される．ちなみに，パリ分類[2]では，その定義が本邦の取扱い規約と異なり，一定の客観的指標が表記されている．たとえば，0-Ⅱaは病変の高さが閉じた生検鉗子の高さ(2.5mm)を超えないものとされている．

文献
1) 大腸癌研究会（編）．大腸癌取扱い規約，第8版，金原出版，2013
2) 田中信治ほか．大腸ESD/EMRガイドライン．Gastroenterol Endosc 2014; **56**: 1598-1617
3) Schlemper RJ et al. The Vienna classification of gastrointestinal epithelial neoplasia. Gut 2000; **47**: 251-255

[坂本琢・斎藤豊]

其の参「技」の章
～挿入・観察の極意，治療の基礎～

1 咽喉頭・食道観察の極意

A. 咽喉頭

咽喉頭領域は解剖学的に複雑で咽頭反射など敏感な領域のため，素早く・的確に観察することが要求される．習熟すべき重要ポイントとして，①ハイリスク因子，②観察手技・体位，③画像強調（NBIなど）観察の活用，の5点をあげたい．

1）ハイリスク因子

咽喉頭癌のハイリスク因子は食道癌と同様に，60歳以上，男性，過度の飲酒・喫煙，フラッシャー（図1），メラノーシス（咽喉頭・食道）などが代表的である．また，日本の食道癌は多発癌や頭頸部（特に咽喉頭・口腔）・胃などの他臓器重複癌の同時・異時性発癌のリスクが著しく高い特徴を有している（field cancerization）．したがって，頭頸部・食道癌や胃癌の既往・現病や主に過度の飲酒者に認められる食道の多発ヨード不染帯（前癌状態：扁平上皮内腫瘍［食道癌取扱い規約（第11版）参照］の多発）もハイリスク因子といえる[1]．

ハイリスク群に対してはfield cancerizationを意識して，口腔から内視鏡観察すべきであり，特に軟口蓋ではメラノーシスを評価する（図2）．メラノーシスは口蓋，下咽頭，食道に緑黒色のメラニン色素沈着であり，過多の飲酒・喫煙が原因とされている．よって，咽頭メラノーシスは，咽喉頭・食道癌が存在する可能性が高いことを知らせるシグナル的役割を担っているといえる．目の前の被検者が食道癌のハイリスク群であるか否かを，内視鏡挿入前に詳細なアナムネとともに前回の内視鏡所見（咽喉頭領域を含めて）を確実に把握しておかねばならない．

2）観察の手技・体位

咽喉頭は非常に敏感な領域で，ひとたび嘔吐反射（咽頭反射）出現すると，詳細に観察することが極めて困難となる．舌根部・喉頭蓋喉頭面・梨状陥凹は特に敏感であり，これらの亜部位をはじめ，粘膜面への接触を最小限にして，素早く観察することが肝要である（図3）．

前述のごとく，食道癌のハイリスク群に対しては口腔内の観察から始める．喉頭と同様に口腔

（1）現在，ビールコップ1杯程度の少量の飲酒で，すぐ顔が赤くなる体質がありますか？
　　　はい　　　いいえ　　　わからない
（2）飲酒を始めたころの1〜2年間は，ビールコップ1杯程度の少量の飲酒で，すぐ顔が赤くなる体質がありましたか？
　　　はい　　　いいえ　　　わからない

分類
　A：現在フラッシングあり：（1）＝はい　　　　　　　　　　　　→フラッシャー
　B：過去フラッシングあり（現在なし）：（1）≠はい，（2）＝はい　→フラッシャー
　C：いずれもフラッシングなし」その他　　　　　　　　　　　　→非フラッシャー
※ 現在または過去のいずれかが「はい」の回答であれば，『フラッシャー』と判定する

図1　簡易フラッシング質問紙法

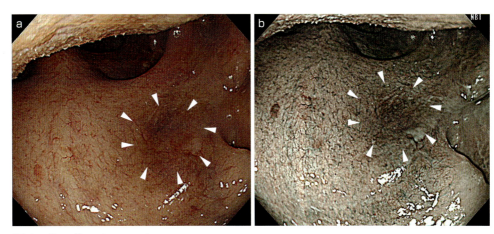

図2 軟口蓋のメラノーシス
a：通常白色光内視鏡像
b：NBI（非拡大）内視鏡像

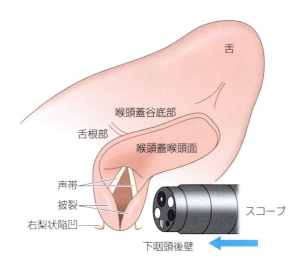

図3 下咽頭におけるスコープ・ポジション

内も癌が白色調を呈することが多いため，マウスピース装着前に口底と舌側縁を白色光・NBI で観察し，特に軟口蓋ではメラノーシスを評価する．メラノーシスを内視鏡観察する際，NBI 観察下でメラノーシスは表在癌と類似した淡い brownish area（BA）を呈することに留意する（図2）．よって，口腔・咽喉頭で淡い brownish area を認めた際には，必ず白色光で茶褐色のメラノーシスか，表在癌に多い発赤域かを確認する．咽頭の表在癌の多くは白色光で発赤調，NBI で brownish area を呈する[2] ことを理解し，特にメラノーシスを有する被検者に対しては，"発赤" "brownish area" に加え "凹凸不整" の所見に細心の注意を払い観察する．また，好発部位である下咽頭 梨状陥凹・中咽頭 側壁・喉頭 声門・声門上部（日本頭頸部癌学会 全国登録 2014）に対しては，より慎重な観察が望まれる．

われわれの観察手技を紹介する（以下，其の弐-3「解剖と正常像」-a「咽喉頭・食道」の内視鏡像を参照しつつ理解していただきたい）．硬口蓋（口腔）と軟口蓋（中咽頭）を観察，次に口蓋垂と左右の口蓋弓と口蓋扁桃を観察したあと，中咽頭後壁，舌根部および喉頭蓋谷底部の観察を行う．

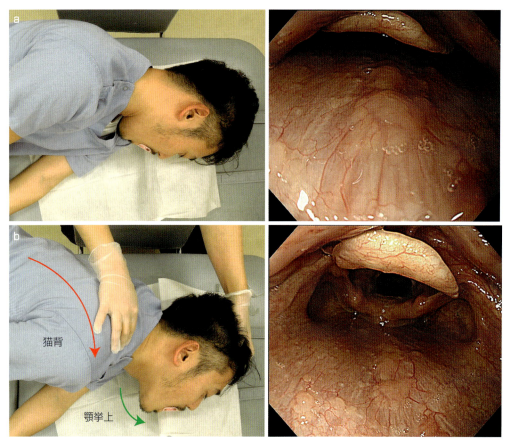

図4 体位と咽頭内視鏡像
 a：通常の左側臥位
 b：sniffing position時

　前述したごとく舌根部は極めて鋭敏なため，短時間での観察に心がける．続いて，スコープをゆっくり下咽頭に挿入し，後壁，左右の側壁を観察する．その際，極めて敏感な喉頭蓋喉頭面へのスコープの接触は，咽頭反射を誘発するため，スコープを"後壁側に保持する"下咽頭での基本ポジションである(図3)．そして，声帯を含めた喉頭を遠景で捉え，披裂部・声帯部の左右対称性(観察点：色調・解剖学的構造・運動)を評価する．左右の披裂部および梨状陥凹に慎重にアプローチして近景での観察を行う．梨状陥凹の観察は，敏感な喉頭蓋喉頭面へのスコープ接触リスクの低い左を先に，次に右を観察する．梨状陥凹は下咽頭癌の好発部位であるため，送気しつつ，梨状陥凹全体を膨らませながら尖端まで素早く観察するのがコツである．さらに，右梨状陥凹先端からスコープを後壁に押し当てつつ，捻りとアングル操作で輪状後部と下咽頭後壁との間にスコープを少しずつ滑りこませ，輪状後部と後壁が接する部位の粘膜面を観察する．

　梨状陥凹先端や輪状後部など解剖学的に見えにくい場所は病変を見逃すリスクが高く，臭いをかぐ体位(sniffing position：図4)を被検者の基本姿勢とし，発声法・Valsalva法(表1)を併用して，咽頭全体を広げ輪状後部を挙上させることによって，死角・反射を少なくする工夫が必要である．よいsniffing positionほど下咽頭の奥まで見え，筆者らの施設では深鎮静下で咽喉頭の観察を行っているため，sniffing positionのみ用いている．

1. 咽喉頭・食道観察の極意

表1　下咽頭・喉頭観察時の工夫

経鼻・経口内視鏡
臭いをかぐ体位（sniffing position）：顎を引いて極端な猫背の体位をとってもらい，次いで後頭部に手を当てて顎を上げて顔を前につき出してもらう 発声法：sniffing position で，「イー」「エー」など発声させる．
経鼻内視鏡
Valsalva 法：sniffing position で，口をすぼめて，大きく両頬を膨らませ続ける．

3）画像強調（NBIなど）観察の活用

　咽喉頭は食道と同様に扁平上皮で被覆されているため，食道における内視鏡診断と共通点が多い．しかし，食道と異なり実臨床でヨード染色が行えないため，NBIをはじめとする画像強調観察の有用性は食道より高い[3]．NBIによる表在癌検出率は，通常白色光より圧倒的に高く，専門的施設の多くはNBIを主に用いて咽喉頭を観察している．2）で述べたとおり，特に咽頭ではNBIは有用で，咽頭表在癌の多くは発赤を伴い[2]，NBIで brownish area を呈する．brownish area を認めた場合，連続的に NBI 拡大観察を行い異常血管（食道 IPCL と同様に拡張・蛇行・口径不同・形状不均一）の有無を評価する[4]．一方，喉頭癌（特に声門部）には白色調を呈する場合も多いことに留意する．

B.　食道

　食道癌も咽喉頭と同様に，飲酒・喫煙が二大ハイリスク因子であり（field cancerization），中高年・男性に多い．前述したハイリスク因子を有するハイリスク群に対しては，NBIをはじめとする画像強調観察を駆使して，"絶対に見逃さない"という強い意志をもって，表在癌検出に努めることが何より重要である．基本的に観察・撮像について，其の弐-3「解剖と正常像」-a「咽喉頭・食道」を参照していただき，本項では通常白色光・NBI 拡大内視鏡の用いた食道表在癌診断のポイントについて解説したい．

1）通常白色光内視鏡

　白色光で表在癌を拾い上げる際に重要な粘膜面の所見として，発赤，細血管網の乱れ・消失，わずかな凹凸，光沢の消失・白濁などがある．特に重要なのは発赤所見とされ，白色調呈する IIa 病変以外，つまり9割以上は何らかの発赤所見を呈するとされている（図5）．

2）ヨード色素内視鏡（Lugol chromoendoscopy：LC）

　基本的に扁平上皮癌はヨード不染帯を示すため，ヨード染色の感度は高く，ほぼ100%であるが，ヨード不染帯を示す非癌病変（食道炎，扁平上皮内腫瘍（squamous intraepithelial neoplasia）など）も少なくないため，その特異度は高くない．一般的に 10 mm 以上，辺縁は不整でヨードに濃染する縁取りがなく，pink color sign（PCS）陽性（2〜3分ほどでヨード不染部に淡いピンク色の変化が出現）であれば，表在癌である可能性の高いとされる（図6a, b）．PCS 陽性の不染帯を NBI 観察した際に見られるシルバーメタリックサインは，内視鏡治療前の境界診断における有用性が示唆されている（図6c）[4]．

　ヨード染色は，その刺激性（胸痛・胸やけ・悪心など）が問題となるため，ヨード染色液の濃度に配慮すべきである．1%前後（≦1.5%）が適切な濃度と考えられ，2%以上は刺激性が増すだけで

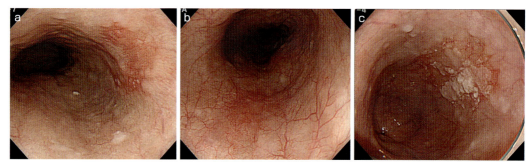

図5 表在癌の通常白色光内視鏡像
a：発赤，わずかな凹凸，b：発赤，細血管網の消失，白色顆粒状変化

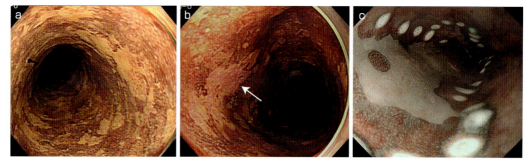

図6 ヨード色素内視鏡
a：多発性ヨード不染帯（まだら食道），b：pink color sign，c：シルバーメタリックサイン

なく，癌病変を変形させ内視鏡治療時に支障をきたす場合があることを心得ておく．

3）NBI 非拡大・拡大内視鏡診断

NBI の表在癌（特に表面平坦型 0-Ⅱb）の検出力は，白色光に比し圧倒的に高く，食道癌ハイリスク群はもちろんのこと，食道観察におい第一選択の観察光といえる（其の弐-1-a「上部消化管」参照）．ただし，EGJ は白色光に必ず切り替え，逆流性食道炎，食道胃接合部癌（Barrett 食道・腺癌含む）の有無を確認するようにしている．

a. 非拡大 NBI

NBI は白色光で視認困難な 0-Ⅱb 病変を含め，大多数の表在癌を brownish area として明瞭に描出できる[3]．NBI 観察のコツは，送気量を若干少なめにすることである（図7，図8）．

b. 拡大 NBI

非拡大 NBI 所見の brownish area はヨード不染帯に比し，特異度は高いとされているが，brownish area では治療方針決定に必要な癌深達度を予測することは困難である．そこで，brownish area を検出した際には，井上らが最初に報告した intra-epithelial papillary capillary loop (IPCL) の形態学的あるいは密度の変化に基づいた拡大 NBI 診断は，質的（癌・非癌）・量的（深達度）診断の精度をより高めることができる[5]．最近，簡素化された拡大内視鏡分類が作成された（日本食道学会分類：p.34 参照）．また，内視鏡初学者でも簡単に拡大観察ができるデュアル・スコープ（オリンパス社製）も市販されている．簡素な拡大分類と簡易な拡大内視鏡が普及することにより，咽喉頭・食道領域の早期発見率と診断精度がますます向上することを願ってやまない．

最後に咽喉頭・食道の早期癌検出の極意は以下の3点に尽きる．

1. 咽喉頭・食道観察の極意

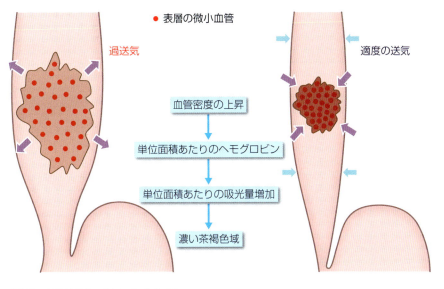

図7　NBI 観察に適した空気量

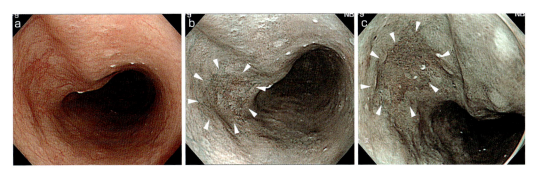

図8　白色光で視認困難な Ⅱb 病変
空気量による brownish area の変化.

①ハイリスク群の評価
②画像強調技術（Lugol/NBI）の活用
③積極的に拡大内視鏡を駆使する

文献

1) Katada C et al. Alcohol Consumption and Multiple Dysplastic Lesions Increase Risk of Squamous Cell Carcinoma in the Esophagus, Head, and Neck. Gastroenterology 2016; **151**: 860-869
2) Yoshimura N et al. Diagnostic utility of narrow-band imaging endoscopy for pharyngeal superficial carcinoma. World J Gastroenterol 2011; **17**: 4999-5006
3) Muto M et al. Early detection of superficial squamous cell carcinoma in the head and neck region and esophagus by narrow band imaging: a multicenter randomized controlled trial. J Clin Oncol 2010; **28**: 1566-1572
4) 井上晴洋ほか．こだわりの境界診断と ESD—ピンクカラーサインとシルバーメタリックサイン．消化器内視鏡 2006; **18**: 171-178
5) 井上晴洋ほか．拡大内視鏡の基本とコツ　食道扁平上皮癌と上皮乳頭内毛細血管ループ（IPCL）．消化器内視鏡 2005; **17**: 1551-1554

［郷田憲一・井上晴洋］

2 胃・十二指腸観察の極意

　上部消化管内視鏡検査における早期癌を見落としなく存在診断するための胃・十二指腸観察の基本的なポイントを解説する.

A. 検査目的の確認

　早期癌診療における上部消化管内視鏡検査における診断は, 存在診断(発見), 質的診断(鑑別診断), 量的診断(深達度診断, 範囲診断)に分けられる. スクリーニング検査では, まず存在診断が第一ポイントになり, 精密検査では, 質的診断, 量的診断に診断ポイントの重点が置かれる. 検査目的により診断のポイントが異なるため, 検査目的をしっかり把握して検査に臨む必要がある. スクリーニング検査, 精密検査により, 鎮静やスコープ種類を選択することも必要になる. 一般にスクリーニング検査では, 細系のスコープ, 精密検査では拡大機能を有するスコープが適する.

B. 見落としのない観察のポイント

1) 検査前準備

　胃内に存在する泡や付着粘液除去を目的に, 消泡剤・粘液除去剤の投与を行う. 当院では, 検査の約10分前に, 水100 mLにジメチルポリシロキサン(消泡剤)2 mL, 蛋白分解酵素剤プロナーゼ(粘液除去剤)2万単位および重曹(プロナーゼ活性の至適pH調整のため)1 gを加えた前処置薬を経口的に服用してもらっている. また, 前処置により完全に粘液の除去はできないため, 検査中もよく洗浄し, 最適の条件で観察する必要がある.

　また, 内視鏡挿入前に, 上下・左右アングルの動作性, 送気, 送水, 吸引の確認, ホワイトバランス, レンズクリーニングなど内視鏡機器の点検, 確認を必要に応じ行い, 質の高い検査ができることを確認する.

2) 検査手順

　見落としなく存在診断するための観察において, 最も大切なポイントは, 胃全体をくまなく観察することである. くまなく観察するため, 内視鏡画像撮影を行いながら, 胃内全体の観察を行う. 観察・撮影の順序や部位について一定の手順を決め, 毎回その手順に従い検査することが, 見落としを少なく, くまなく胃全体を観察するために重要となる. その手順は各施設や各検査医により異なるが, 当院では40枚ぐらいの画像撮影を行い, スクリーニング検査を行っており, その手順を示す(図1).

　食道, 食道胃接合部の観察のあとに, 胃内に挿入し, まず, 送気少なめの見下ろし観察にて, 体部, 胃角部, 前庭部へと内視鏡を進めていく. その際に次に行う十二指腸への挿入による圧迫によって粘膜浮腫や発赤をきたしうる体中部～体下部～前庭部の大彎や幽門輪, そして送気量が多くなると接線方向なってくる体部から胃角部の後壁には特に注意しておく. 次の十二指腸では, 球部, そして下行脚の観察を行う. 十二指腸の観察, 特に下行脚の観察の際に, 内視鏡をストレッチすると胃角小彎がこすれるため, 通常ストレッチは行っていない. しかし, 近年, 十二指腸の腺腫, 早期癌の存在診断の重要性が増している. 十二指腸観察を胃観察の途中ではなく, すべて

2. 胃・十二指腸観察の極意

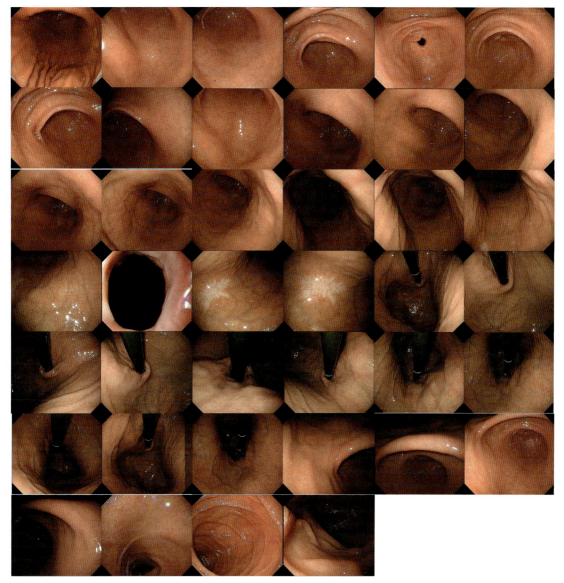

図1　スクリーニング検査における胃・十二指腸の観察手順

其の参　「技」の章〜挿入・観察の極意，治療の基礎〜

の胃の観察を行ったあとに行い，内視鏡をストレッチした観察を含め，詳細に十二指腸を観察する試みも行っている．

　その後，幽門輪近傍，前庭部と観察し，続いて当院ではそのまま見下ろしにて内視鏡を引き抜きながら，体下部，体中部，体上部と観察する．この際は，送気により胃壁を適度に伸展し，小彎，前壁，大彎，後壁と各部位ごとに順に観察していく．次に体上部から穹窿部を観察しながら，内視鏡を反転する．通常の左側臥位の検査では体上部から穹窿部大彎に水が貯留している．貯留した水は十分吸引したうえで体上部から穹窿部を観察する．次に反転を続け噴門部の観察を行う（図2）．内視鏡に重なり隠れて見えない部位は，左右にアングルを振りながら観察する．His角より口側も盲点になりやすいため注意をする．噴門周囲の観察では，内視鏡アングルのメンテナンスも重要である．アングル機能が低下している状態では，噴門周囲の詳細な反転観察は困難で

53

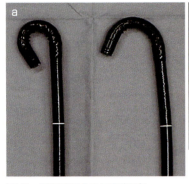
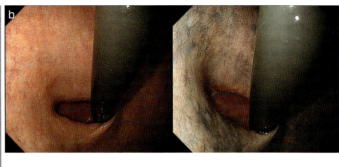

図2 噴門領域の反転観察
a：アングル機能が良好な状態（左）とアングル機能が低下している状態（右）．
b：アングル機能良好な状態での反転観察による噴門部小彎前壁の5mmの早期胃癌．

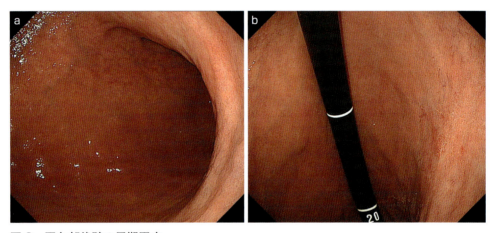

図3 胃角部後壁の早期胃癌
a：見下ろし観察では接線方向となり，病変の認識が難しい．
b：反転観察において，十分な送気量のもと内視鏡を少し押し込みながら観察すると，わずかな陥凹性病変の認識が可能となる．

あり，その際は，アングル機能の修理を検討する．次に，体上部，体中部，体下部，胃角へと順に反転観察する．この際も左右にアングルを振りながら，前壁，小彎，後壁をカバーするように観察する．胃角まで戻ってきたら，盲点になりやすい胃角裏を再確認する．

検査中，観察しづらい部位は盲点になりやすいため特に留意し，できるだけ盲点を少なくするような最適な条件で観察する必要がある．一般に胃角部～体部後壁，胃角うら前壁，噴門，体上部から穹窿部大彎などは，盲点になりやすい．たとえば，胃角部～体部後壁は過伸展するとより接線方向になりため，挿入時に送気量少なめでまず観察し，その後の送気量を増やした際では見下ろし観察でも，反転観察でも十分に左右アングルによって可能な限り盲点のないように観察する．胃角部後壁の反転観察では，十分な送気量のもと内視鏡を少し押し込みながら観察する必要がある（図3）．体上部から穹窿部の大彎は，伸展が不十分であると，襞の間が盲点となる可能性があり．十分な送気が必要である．

2. 胃・十二指腸観察の極意

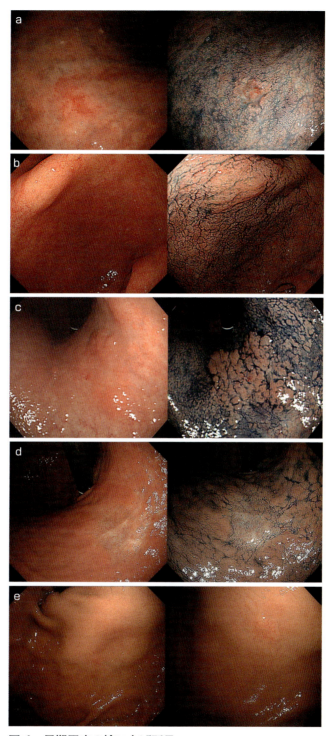

図4 早期胃癌の拾い上げ所見
a：萎縮領域の発赤調，陥凹性病変（分化型）
b：萎縮領域の褪色調，隆起性病変（分化型）
c：萎縮領域の発赤調，隆起性病変（分化型）
d：萎縮境界領域の褪色調，陥凹性病変（未分化型）
e：非萎縮・胃底腺領域の胃底腺型胃癌（分化型）

其の参 「技」の章〜挿入・観察の極意，治療の基礎〜

3）早期胃癌の拾い上げ所見（図 4）

　早期胃癌は，基本的に領域性を有しながら，発赤，褪色などの色調変化および陥凹，隆起の立体構造の変化を伴っている．よって，背景の粘膜と比較して，「領域性を有する色調や立体構造の異常（たとえば，やや発赤した陥凹，褪色調の扁平隆起など）」を見つけることが早期癌の存在診断の重要なポイントである．そのほか，萎縮性粘膜における血管模様の消失，易出血性なども，注意すべき拾い上げ所見である．

　また，検査の際には背景胃粘膜の観察も重要であり，萎縮性胃炎パターンに応じて，頻度の高い組織型の早期胃癌拾い上げ所見を念頭に置く必要がある．一般に分化型の胃癌は，萎縮領域に多く，未分化型の胃癌は非萎縮領域や萎縮境界に多い．また，色調や肉眼型についても，組織型と関連があり，未分化型の早期胃癌は，褪色した陥凹型が多い．一方，分化型の早期胃癌は，陥凹型は発赤調が多く，隆起型は，発赤調も褪色調も示す．しかし，萎縮のない胃底腺領域に発生する分化型の胃底腺型胃癌もあり，留意が必要である（図 4e）．

　早期癌を疑う所見を拾い上げた場合は，質的診断（鑑別診断），癌であれば量的診断（深達度，病変範囲）を進めていく．質的診断，範囲診断においては，インジゴカルミン撒布，narrow band imaging（NBI）や blue laser imaging（BLI）などの画像強調観察が有用である．一方，食道とは異なり，胃では存在診断における NBI や BLI などの画像強調観察の有用性は明らかにされておらず，胃のスクリーニング検査では，現在も白色光による観察が基本となる．特に従来の画像強調観察システムでは，胃では光量が少なく，遠景からの存在診断のための観察は困難であった．しかし，近年のシステムの改良により，遠景からも十分な光量での画像強調観察が可能となってきており，胃においても，存在診断における有用性が期待されてきている．

おわりに

　平成 26 年度「有効性評価に基づく胃がん検診ガイドライン 2014 年版」において，対策型検診・任意型検診ともに，内視鏡検査が推奨された．それを受けて，厚生労働省は「がん予防重点健康教育及びがん検診実施のための指針（2016 年 2 月 4 日一部改正）」を改正し，対策型胃がん検診として内視鏡検診を追加した．胃癌診療における内視鏡検査の役割はますます大きくなってきているが，存在診断は，早期癌の診断・治療の第一歩であり，常に見落としのない検査を心がけていただきたい．

先輩ドクターからの金言
「平静の心」（ウィリアム・オスラー博士）

[小田一郎]

3 大腸挿入・観察の極意

大腸内視鏡は挿入に始まり，挿入に終わるといわれていたが，現在は挿入に始まり，image-enhance endoscopy（IEE）診断をして，最終的に EMR/ESD まで行うため，もちろん挿入に終わるということはない．しかしながら，腸管が短縮された状態にて短時間で盲腸まで確実に挿入できなければ十分な観察・治療も望めないため，やはり挿入は重要である．筆者も以前はオリンパス200Z など硬くて太いスコープでの挿入を中心としていたが最近は反転で治療なども可能な PCZ など細径スコープを使用することが多い．また硬度可変や受動彎曲といった挿入補助機能が搭載されているスコープではその機能を理解した挿入手技も必要となる．

本項では最新式のスコープによる大腸内視鏡挿入・観察の極意について述べる．

A. 挿入編

1）挿入のコンセプト

a. 極意その1：軸保持短縮法が基本

細径スコープでは push 法でループ解除することも可能だが push 法のみでは真の困難症例に対応できない[1]．

b. 極意その2：軸保持が難しくても，可能な限り軸保持を追求する

適切な腹部圧迫，体位変換を多用する[2]．

c. 極意その3：軸保持が無理な場合は，適切なタイミングでやさしい push 法に切り替える

適切なタイミングとは SD junction（SDJ）を超えるまでに Max 5 分程度．その際も，やさしく push したあと，ループを完全につくる前に短縮することがポイントとなる[3]．

2）スコープ操作のコンセプト

a. スコープの根元を握るべからず

スコープは肛門縁から 20 cm から 40 cm 離して持つ．

左手はギターを持つようにやや寝かせるとスコープのフリー感がつかみやすい（図 1a）．

b. スコープを握りしめるべからず

スコープはフリー感を感じるためにもソフトに握る．できれば人指し指と親指の2本あるいは中指も加えた3本で把持する．

c. 高速操作するべからず

スコープの操作は可能な限りゆっくり行う．急がば回れ．

d. 過度な jiggling technique は行うべからず．

過度な jiggling technique は，時に腸管に不要な刺激を与え spasm を誘因する．

e. 過度な空気吸引するべからず

腸管内に存在する空気を利用し吸引は必要最小限，その代わり無駄な送気はしない．左手の中指は送気ボタンに乗せず，人指し指のみ吸引ボタンに乗せた状態でスコープを把持する（図 1a）．送気ボタンを押さずとも上に乗せているだけで持続的に送気される[3]．

これらを意識したうえで，SDJ まである一定の基本挿入パターンがあるのでそれを述べる．SDJ

以降は本項では割愛し，診断にあてる．

3）極意
a．Rs junction までの極意（図 1a〜f）
軸保持短縮法による挿入法では Rs から勝負が始まっている[2]．被験者の体位は左側臥位で検査を開始する．直腸内挿入後最初の屈曲が左方向に見えるのでそれを左回旋にてスコープを進める（図 1a）．この際，push で入るのではなく回転で落とし込むような感覚である．また左回旋に関してはスコープを吊り上げるようにする（図 2e）と，手首の回転の限界からさらに左へのプラスαの回旋ができる．吸引に関しては管腔が虚脱するほどの過度の吸引はしない[3]．

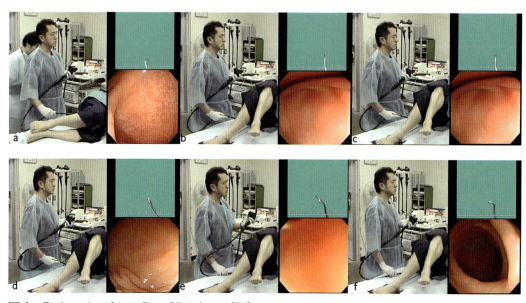

図1 Rs junction まで，Rs〜SDJ までの極意

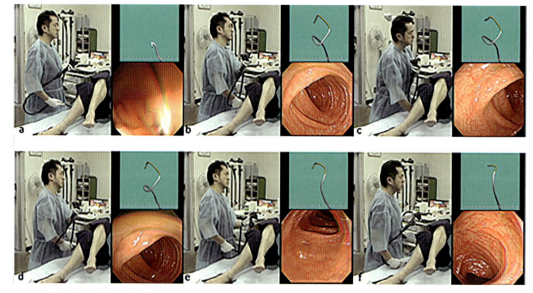

図2 結腸過長例での極意

b. Rs から SDJ までの極意

右回転を主体に挿入する．スコープを押すのではなく回転で次々にカーブをパスしていく感覚（スラロームテクニック[1,2]）．脾彎曲を越えるまでは基本的に右回旋主体だが，左回旋したほうがスコープのフリー感がある場合は右回旋に必ずしもとらわれない．通常この軸保持短縮法でまったく腸を伸ばすことなく SDJ まで到達する．

軸保持短縮法のみで短縮が困難な場合には，躊躇なく腹壁圧迫を併用する．ポイントは，点で押して向こう側の腸管がこちらに近づいてくるポイントをやさしく圧迫することである．SDJ の手前であれば恥骨上部のやや左側であることが多い[2]．熟練した介助者がいればその人に任せるが，そうでない場合は内視鏡医が自分で圧迫のポイントを探す．腹壁圧迫をしても短縮が難しい場合は被験者を仰臥位から右側臥位にすると自然とスコープに右トルクがかかり短縮が容易になることが多い．

c. 結腸過長例での極意 （図 2a〜f）

結腸過腸例ではこの腹壁圧迫や体位変換を駆使した軸保持短縮法のみでは対応できない．このような症例では，軸保持短縮法で挿入しても腸管が土管状に見えてくる（図 2a, b）．その場合はそこから右回旋主体から方針を切り替え，スコープの回転を左へ左と戻しながらやさしく push で挿入する（α ループ法）．ここでポイントは完全にループをつくる前にスコープを右回転しながら短縮することである（right turn shortening）[1]（図 2d〜f）．完全にループをつくってから短縮しようとすると被検者に苦痛を与えることになる．また S 状結腸を可能な限り短縮したうえで上記の操作を行うことによって以後の挿入がスムースになる．

さらに大切なことは right turn shortening は単純な右回転だけではないということである．スコープのフリー感を感じながら，スコープが抜けてこない方向へ微妙にトルクを調整しながらゆっくり短縮してくることである．左，右，また微妙に左などのコンビネーションが必要になることもある．このような微妙な操作を行うためにはスコープを肛門縁から 20〜40 cm くらい離し，2〜3 本の指でソフトに保持するのがポイントである[3]．

以上のように短縮して挿入すれば SDJ は肛門縁から 30 cm で挿入されている．この時点ではほぼ挿入の佳境は終了したといっても過言ではない （図 2e, f）．

以上のテクニックを駆使してもなお盲腸まで到達し得ない超 long colon もまれにも遭遇する．そのような場合の次なる選択は以前は①バルーン内視鏡，②大腸カプセル内視鏡，③CT コロノグラフィーであったが，最近は超細径の long scope である PQ-260L などを使用することで挿入不能例はほとんどなくなった．

B. 観察編

a. 極意その 1：flat lesion detection rate（FDR）を上げて，見逃しを防ぐべし

盲腸口側，肝・脾彎曲，SDJ，Rs，下部直腸（Rb）肛門縁などは比較的死角となりやすい（図 3）．特に Rb での見逃しは人工肛門につながる可能性があるため可能なら反転観察のうえ，胃 ECJ 観察のごとくスコープの裏側まで観察する．

また上行結腸は襞も深く，表面型腫瘍（LST-NG）や sessile serrated adenoma/polyp（SSA/P）の好発部位でもあるため，細径スコープでの反転も見逃し軽減のポイントとなる．

欧米では adenoma detection rate（ADR）が interval cancer 軽減のためのトピックスとなっているが日本のエキスパートはぜひ FDR 向上を目指してほしい．

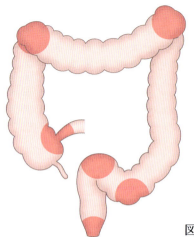

図3 内視鏡観察の死角

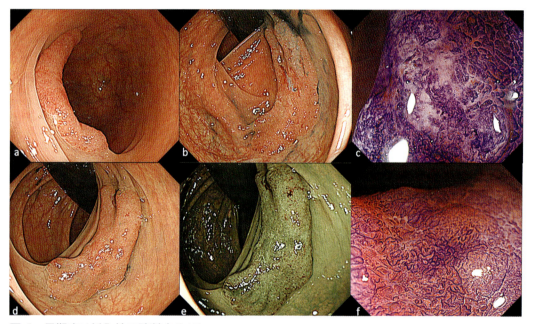

図4 早期癌は挿入前に診断するべし
a：下行結腸の LST-NG
b：盲腸挿入後の反転
c：Ⅴı高度不整と診断
d：再検査で挿入前の反転
e：挿入前の反転 NBI 観察
f：Ⅴı軽度不整と診断
本症例は ESD を施行し，高分化管状腺癌，深達度 SM1 で治癒切除が得られた．

b. 極意その2：早期癌は盲腸挿入前に診断するべし

　早期癌はスコープなどで表面をこするだけで容易に出血し，pit pattern や NBI/BLI 拡大診断などの表面構造の診断が難しくなる（図 4a~f）．

c. 極意その3：病変に直接，洗浄水やインジゴカルミンを撒布するべからず

　病変に直接撒布すると，出血を誘発するため，病変手前からやさしく，愛護的に洗浄する（図

3. 大腸挿入・観察の極意

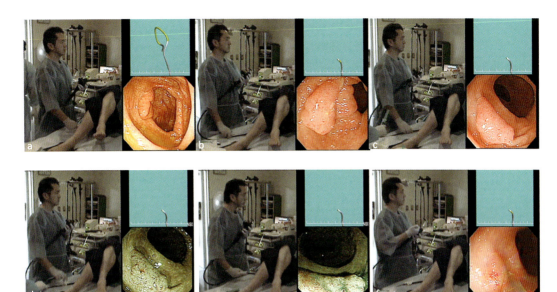

図5　観察の極意

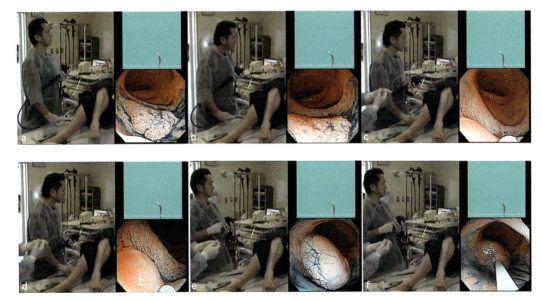

図6　観察・治療の極意

5f). その際, 軸保持短縮で盲腸まで挿入している (図 5a〜f) ことが安定した観察の基本となる. また観察から治療までスムースに行える (図 6a〜f)[3].

d. 極意その4：全病変 IEE 観察すべし

　pit 診断をマスターするまでは, 腺腫や過形成性ポリープであっても, 全例 NBI/BLI 拡大から色素拡大まで行うことで, 正常と異常, さらには癌の診断が可能になる. 癌を発見したときに限って精密検査と称して拡大観察をしても, 普段からの IEE 拡大観察の積み重ねがないと, 正確な癌の診断や深達度診断はできない[4,5].

e. 極意その５：JNET 分類の臨床的意義をしっかり理解すべし

　JNET 分類のなかで Type 2B を理解することは特に重要である．組織学的に高異型度癌を示唆する所見であり，深達度は粘膜内（Tis）から SM 浸潤癌（T1a〜T1b）までの可能性がある．したがって，その鑑別には pit pattern が必須である．坂本らの検討で，深達度診断には pit pattern 診断が有意に NBI 拡大より優れていた[5]．

おわりに

　内視鏡挿入・観察法上達への近道は，
　①挿入・診断理論の十分な理解
　②エキスパートの技術の真剣な見学
　③日々の研鑽とより多くの症例を見学や症例検討会で経験する．
　といったことが王道であろう．

文献
1) 工藤進英．大腸内視鏡挿入法―ビギナーからベテランまで．医学書院，1997
2) 藤井隆広ほか．大腸内視鏡における腹壁圧迫と体位変換．消化器内視鏡 1996; **8**: 189-193
3) 斎藤　豊（特集編集）．エキスパートだけが知っている大腸内視鏡―挿入のコツと診断の基本（消化器内視鏡レクチャー）．総合医学社，2012
4) 国立がんセンター内視鏡部（編著）．国立がんセンター 大腸内視鏡診断アトラス．医学書院，2004
5) 田尻久雄（監修）．新しい画像強調内視鏡システム NBI /BLI アトラス．日本メディカルセンター，2013

[斎藤豊]

4 内視鏡治療の基礎

ⓐ 上部消化管

　1980年代に内視鏡的粘膜切除術（endoscopic mucosal resection：EMR）が開発され，早期胃癌に対する内視鏡的切除が可能となった．しかし，より確実な一括切除を目指し，ITナイフによる早期胃癌の内視鏡的切除[1]が報告され，それがendoscopic submcosal dissection（ESD）として，早期消化管癌の標準治療となっている．そして，ESDの技術を応用し，全層切除（endoscopic full layer resection：EFTR）への発展や，食道アカラシアに対する内視鏡的筋層切開術（POEM）などの内視鏡治療手技への発展を遂げている．

　本項では上部消化管における内視鏡治療に関して，ESDの習得の基礎を述べる．

A. 診断：内視鏡治療の適応の判断

　内視鏡治療に際し下記のような適応病変であるかどうかを，本書で提示しているような内視鏡所見や生検病理，EUSなどの情報を総合し判断する．

1）食道

　壁深達度が粘膜層（T1a）のうち，EP，LPM病変では，リンパ節転移は極めてまれであり，内視鏡治療により十分に根治性が得られる．壁深達度が粘膜筋板に達したもの，粘膜下層にわずかに浸潤するもの（200μmまで）では粘膜切除が可能であるが，リンパ節転移の可能性があり，相対的な適応となる．粘膜下層（T1b）に深く入ったもの（200μm以上）では50%程度の転移率があり，表在癌であっても進行癌（固有筋層以深へ浸潤した癌）に準じて治療を行う（図1）[2]．

2）胃

a. 絶対適応病変

　2cm以下の肉眼的粘膜内癌（cT1a）と診断される分化型癌．肉眼型は問わないが，UL0に限る．

b. 適応拡大病変

　①2cmを超えるUL0の分化型cT1a，②3cm以下のUL1の分化型cT1a，③2cm以下のUL0の未分化型cT1a，については脈管侵襲（Ly，V）がない場合にはリンパ節転移の危険性が極めて低く，適応を拡大してよい可能性がある．これらの病変はEMRでは不完全切除となる可能性が高いため，ESDを行うべきである（図2）．

B. 操作技術

　ESDの出現により，治療手技が高度化したが，内視鏡自体の操作コンセプトは変わっていない．内視鏡の扱いやすさは開発メーカーの工夫により明らかに向上しているが，基本操作は，①チューブ状の挿入部の回転，②操作部の2つのダイヤルによる挿入部先端のアングル操作であり，この2つの操作を協調しながら行う．この非常にシンプルな構造を有する内視鏡とその操作を巧みに磨

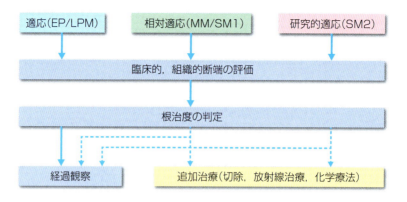

図1 食道表在癌：内視鏡的切除の適応

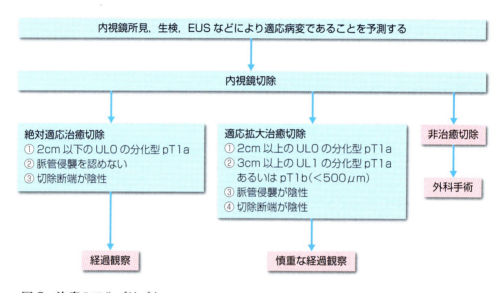

図2 治療のアルゴリズム

き上げ，先駆者が道を切り開き，それを日本の内視鏡医が追従してきたことにより，日本においてESDは現在標準治療となり得ている．よって，ESDをはじめとする高度な内視鏡治療を志す内視鏡医は，内視鏡操作技術を高い意識をもって磨かなければならない．しかし，腕を磨くことだけに傾向することもよいわけではなく，それは患者に提供される医療の質にばらつきが生じる要因ともなるため，常にESDを容易な技術にするため手技の工夫（トラクション法など）を考えることや，テクノロジーの進歩（操作系のイノベーションやロボットの導入など？）のために研究・開発の視点も持ち，その延長線上にはESDに代わるより簡便で確実性の高い治療技術の開発にも視点を置きたい．しかし，その進歩を待つ間にも多く患者ができるだけ低侵襲で質の高い治療の恩恵を受けられるよう，術者は操作技術を鍛錬しなければならない．どんなエキスパートも数多くの内視鏡実績を集積し，泥臭い努力を経て華麗な手技を習得している．

先輩ドクターからの金言
「見ればただ　なんの苦もなき水鳥の　足に暇なきわが思いかな」（水戸黄門）

C. 内視鏡操作技術—向上のために

1）質の高いスクリーニング検査を

　日本においては保険制度の恩恵もあり，スクリーニング内視鏡検査が普及している．初学者のうちから多くの患者において内視鏡検査が行える環境があり，この点は明らかに海外の内視鏡医に比し有利である．

　治療内視鏡のための技術は普段の内視鏡検査の積み重ねに裏づけされており，意識を高く持ち内視鏡治療技術の向上につながるよう意識すべきである．

　早期癌治療の基本は早期発見，早期治療である．内視鏡医は常に患者のターニングポイントにかかわっているかもしれないことを念頭に置いてほしい．検査医にとっては多くの検査のなかの一例であるが，患者にとっては数少ない機会であることを忘れず，気を抜くことなく検査に臨むべきである．どんなに経験を積んでも，ただ患者に医療を施すのではなく，患者から学ばせてもらっている意識を持っていれば，すべての検査に高い集中力で臨める．

　病変検出ためには観察時の洗浄も重要な要素であるが，同時に効果的なトレーニングでもある．日常のスクリーニング検査においてはあまり長い時間を費やすことはできない．そのなかで効率よく消化管壁を洗浄するには，重力方向を考えながら洗浄手順を考え，対象物に対し送水をコントロールすることである．粘液は側面から送水を当てるほうが剝がれやすいが，ESD でのナイフの角度を合わせる感覚にも通じる．重力場を考えることも ESD では重要な要素である．

先輩ドクターからの金言
「われ以外みなわが師」（吉川英治）

2）拡大内視鏡検査は ESD への有用なトレーニング

　内視鏡治療においては画面が動くことも重要だが，同時に自在に視野を止めることも非常に重要である．拡大内視鏡において美しい写真を残すには，内視鏡を病変に対し安定させなければならない．そして，拡大視環境下において画面をコントロールするには通常観察時よりも繊細なコントロールが要求される．拡大観察により対象物を詳細に観察する意識は，ESD の際の血管をはじめとする剝離層組織の判別能力の向上や，微細なコントロールにより出血の少ない手技が行える．瘢痕症例など剝離ラインがタイトな状況などへの対応力も磨かれる．

3）大腸内視鏡検査の習得は治療内視鏡への基本技術

　大腸内視鏡検査を軸保持短縮法[3] に基づいて行い，被検者の苦痛が最小限で行えることは ESD を行うにあたって必要条件であると考える．そして，観察時に可能な限り一襞一襞めくりながら観察することは内視鏡操作向上に大変有用である．その際にトルクコントロールを最小限に，積極的に左手ひとつで左右アングルをコントロールすることをお勧めする．治療内視鏡では左右アングルが片手で使用できると非常に有利であるが，そのために左手の中指，薬指もアングル操作に動員される（図3）．

　観察の際も気を抜かずにアングル操作を中心にスコープコントロールし，見落としの少ない検査を被検者に提供することで，被検者・術者双方に大きなメリットとなる．

4）治療助手の重要性

　治療の際の助手も重要なトレーニングである．術者の技術を最も間近で見ることができ，術者

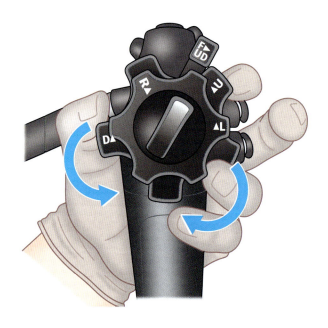

図3 片手で2つのアングルホイールを操作する

にシンクロして治療をしている感覚になれば，疑似的に手技を経験することも可能である．手順の予測や血管を視認しているので，処置具の出し入れへのレスポンスも高くなり，止血鉗子が必要と判断すれば，術者に言われるまでもなく適切な角度に鉗子を回転する．質の高い介助は術者の快適性を上げるだけではなく，術者からの信頼を得ることにもつながり，治療経験を積む機会を増やすことにもつながるかもしれない．

治療時の介助は治療への準備をするチャンスである．

5）内視鏡機器の取り扱い，構造を覚える

内視鏡システムの取り扱いに関して技師・看護師任せにせず，実際に内視鏡機器の準備や洗浄など経験し，その治療環境のセッティングや内視鏡機器構造も可能な範囲で覚えるべきである．それは大切に内視鏡機器を扱うことにもつながる．どの分野においても偉大なプレイヤーは道具にこだわり，大切する．

治療経験を積む機会は経験年数が少なければなかなか回ってこない．しかし，チャンスが来たときに準備があるかないかで learning curve は大きく違ってくる．普段の内視鏡検査を大切にすることが治療内視鏡の基礎であると考える．

文献
1) Ono H et al. Endoscopic mucosal resection for treatment of early gastric cancer. Gut 2001; **48**: 225-229
2) 日本食道学会（編）．食道癌診療ガイドライン 2017 年版，金原出版，2017
3) 工藤進英．大腸内視鏡挿入法—軸保持短縮法のすべて，医学書院，2012

［池田晴夫・井上晴洋］

ⓑ 大腸

　内視鏡治療の種類は，大別するとスネアを用いたポリペクトミーと専用デバイスを用いた内視鏡的粘膜下層剝離術（ESD）がある．さらに，ポリペクトミーには高周波電流を用いずにスネアによる絞扼のみで病変を摘除するコールドポリペクトミー，粘膜下局注をせずに病変絞扼後に通電するスネアポリペクトミー，粘膜下局注後に通電する内視鏡的粘膜切除術（EMR）がある[1]．いずれの治療法を選択するかは，病変形態や肉眼形態に基づく浸潤癌のリスク（一括切除による正確な病理組織診断が必須）などによる棲み分けが必要である．

A. コールドポリペクトミー

　穿孔や後出血のリスクが極めて低いことが最大の長所と考えられる．前提として，組織学的に癌細胞が存在する可能性がないと診断される病変に限定される．10 mm 未満で粘膜下層浸潤癌（pT1）であることはほとんどないものの，完全に可能性を否定することはできない．本治療法の場合には，病理組織学的な評価が不正確になる可能性があり，実際に当院では切除断端の評価はなされない．さらに，治療部位の局所再発について長期経過観察例に関する臨床研究結果が不十分である．すなわち，病変径としては 10 mm 未満の病変で，画像強調観察法や色素観察法により確実な診断（pit pattern 診断で Ⅱ型や ⅢL 型，あるいは JNET 分類[2] で Type 1 または 2A のみからなる sessile serrated adenoma/ polyp や管状腺腫）がなされている場合に適用されるべきである．

B. スネアポリペクトミー

　粘膜下局注せずにある程度のセーフティーマージンをもって病変を摘除できる場合に適用される．具体的には，隆起病変（0-Ⅰ型）が典型的な対象病変といえる．ただし，平坦型（0-Ⅱa 型）であっても，スネアの種類によっては粘膜下局注しなくても十分に絞扼可能な病変はある．局注で十分な膨隆が得られない場合には，ESD の適応となることがある．

C. EMR

　ポリペクトミーでは，スネアによる病変捕捉ができない場合に適用される．平坦型病変（0-Ⅱa 型）の病変が典型的な対象病変である．一方で，スネアの大きさの限界から 20 mm 以上の平坦型病変を EMR で確実に摘除するのは困難なことがしばしばあり，20 mm 以上の大きな病変に対し EMR を適用した際には分割切除となる可能性がある．ESD の適用以前は大きな病変に対しては分割切除（pEMR）せざるを得なかった．pEMR の場合，局所遺残のリスクや浸潤癌に対する不適切な治療および不正確な病理組織診断により浸潤癌再発することがあるため，治療前検査にて浸潤癌の可能性がないと判断される病変にのみ pEMR は適用すべきである（比較的大きな SSA/P や拡大観察で管状腺腫の所見のみと判断される場合など）．

D. ESD

　20 mm 以上の平坦型病変が最もよい適応である．これらの病変には一定頻度で粘膜下層浸潤癌の可能性があるため，一括切除と正確な病理組織診断が必須とされるためである．また，臨床病理学的特徴以外にも，技術的観点から ESD の適応とされる病変がある．具体的には，粘膜下局注後に non-lifting sign を呈する病変や，内視鏡治療などの修飾により高度の fibrosis の存在が予測される病変である．ただし，前述の治療方法と比較すると，治療時間や穿孔のリスク，技術的難易度が高いため，特に内視鏡初学者ではその実施に際しては，慎重に考慮すべきである．また，ESD の亜型として周囲切開と粘膜下層剝離（スネアによる捕捉が可能と判断されるところまで）を行ったあとにスネアリングを行う hybrid ESD があり，EMR の亜型として，周囲切開のみ行ったあとにスネアリングを行う precutting EMR がある．定義はされているものの，実臨床における手技的見地からこの両者を厳密に分けることは難しく，ほとんどは hybrid ESD に該当するものと思われる．

E. その他

　神経内分泌腫瘍（neuroendocrine tumor：NET）は，その頻度は低いものの，時に遭遇する病変である．特に直腸で発見頻度が高く，治療法については施設の違いでだいぶ異なるようである．組織発生を考慮すると，上記のようなポリペクトーあるいは EMR では垂直断端を十分に確保するのが難しいと考えられる．そのため，NET を内視鏡治療する際には ER0 切除を得るために一工夫が必要になる．その代表的方法が，ESMR-L（図 1）あるいは EMR-C である．いずれの病変も先端アタッチメント内に病変を引き込むことで ER0 が達成しやすくなる．ちなみに，近年 ESD を NET

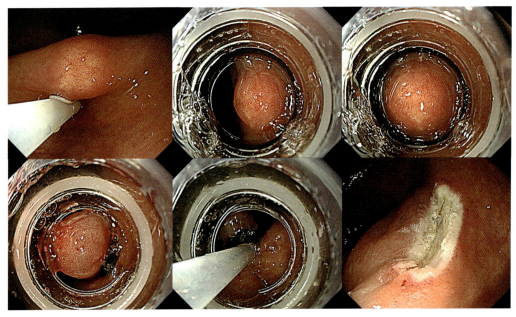

図 1　ESMR-L の実際
6mm 大の NET を ESMR-L で摘除した症例である．粘膜下局注後に食道静脈瘤結紮用の "O リング" を用いて病変全体を腸管壁側で絞扼したうえで通電，摘除する．

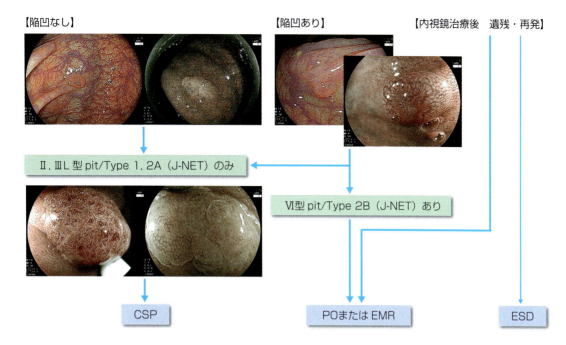

図2 10mm未満の病変に対する治療戦略例

の治療に適用している報告も見られるが，10 mm 未満の病変に関しては，前述の方法が治療時間的にも早く外来治療が可能であるため，当院ではESDの適応とは考えない．一方で，10 mm 以上20 mm 未満程度までの病変で，外科医との十分な議論の結果，内視鏡治療を先行する方針となった場合，すなわち物理的に先端アタッチメント内に引き込めない病変はESDで摘除するようにしている．

まとめ

上述した内容について，大きさ別に治療ストラテジーの一例をまとめた（図2〜4）．大腸病変の内視鏡治療で一般的に使用される手技について列挙した．使用デバイスや周辺機器，局注剤の工夫などは施設間で異なり各論で確認していただきたい．重要なことは，治療方法の決定は，大きさや形態像を主とした内視鏡所見を主因子とした一定のアルゴリズムがあり，それは臨床病理学的特徴に基づくものであることを理解することである．

文献
1) 田中信治ほか．大腸ESD/EMRガイドライン．Gastroenterol Endosc 2014; **56**: 1598-1617
2) 斎藤　豊ほか．The Japan NBI Expert Team（JNET）大腸拡大Narrow Band Imaging（NBI）分類の紹介．Gastroenterol Endosc 2016; **58**: 2314-2322

［坂本琢・斎藤豊］

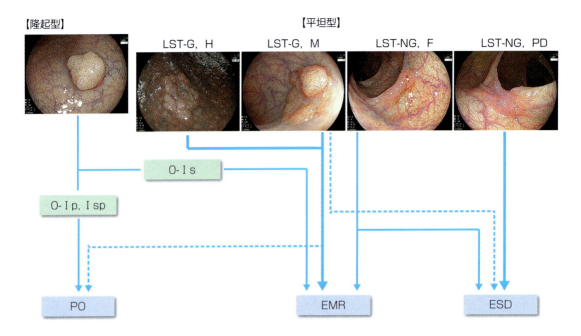

図3 10〜20mmの病変に対する治療戦略

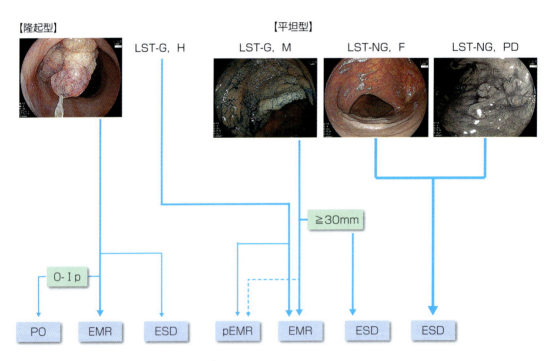

図4 20mmの病変に対する治療戦略

其の四
「消化器内視鏡の登竜門」

～精選症例クイズで開眼すべし！～

1 咽喉頭・食道の登竜門

Case 1

患者プロフィール

- 77歳, 男性
- 特に自覚症状はないが, 慢性胃炎の経過観察目的で上部消化管内視鏡検査を受けた.
- 嗜好歴：喫煙；20本/毎日×20年（35年前より禁煙）, 飲酒；ビール1,000 mL/毎日×57年

Question

Q1 病変の局在部位は？（2つの亜部位にまたがっていると考えられる場合は複数回答可）
- ①硬口蓋
- ②下咽頭後壁
- ③喉頭蓋
- ④右披裂部
- ⑤右梨状陥凹

Q2 この内視鏡像から疑われる疾患は何か？
- ①乳頭腫
- ②炎症性変化
- ③扁平上皮癌
- ④悪性リンパ腫

解法秘伝の極意

- field cancerization 現象の概念（過度の喫煙や飲酒によって頭頸部・食道に扁平上皮癌が多発する）を念頭に入れ, 喫煙・飲酒歴を必ず内視鏡検査前に問診する.
- フラッシャー（特に飲酒を始めた頃, 少量の飲酒で顔が赤くなる体質）も発癌の高リスク因子であるため必ず問診する（簡易フラッシング質問紙法については p.46 図1参照）.
- NBI による表在性咽頭癌の検出率は白色光より有意に高く, 咽喉頭の観察は NBI を用いるべき[1]（其の参-1「咽喉頭・食道観察の極意」参照）.

1. 咽喉頭・食道の登竜門

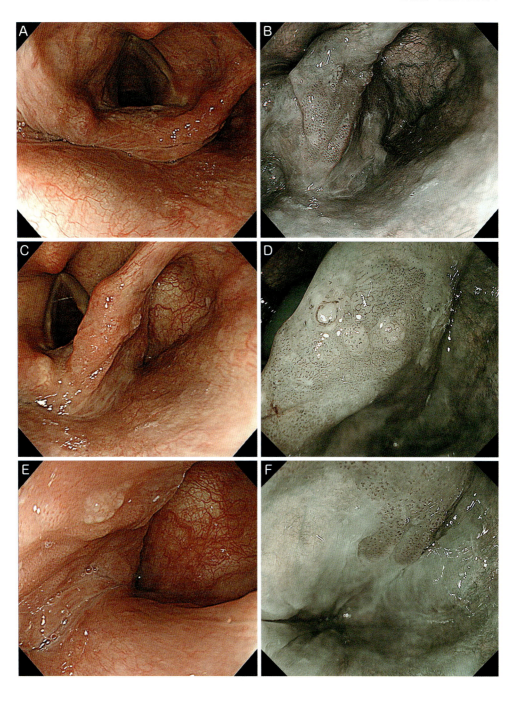

其の四 「消化器内視鏡の登竜門」〜精選症例クイズで開眼すべし！〜

Answer と解説

A1 ④⑤

白色光で披裂部にわずかな色調の左右差を認め（図A' 白丸），右披裂部に表面粗糙を伴う平坦な発赤変化を認める（図C' 黄矢印）．その発赤域では上皮下の血管は透見されず，右側の辺縁では血管の途絶が見られる（図C' 黄色点線）．経口的切除時に彎曲型喉頭鏡を用いて視野展開した際のヨード染色像では，血管透見性が低下した部位の境界と不染域の境界はほぼ一致している．

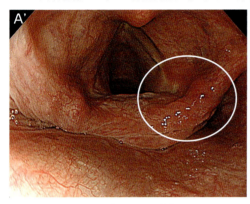 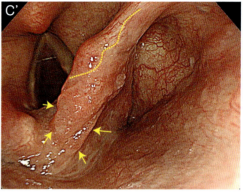

発赤と細顆粒状変化（2mm弱白色調：図E' 黄矢印）を伴い表面粗糙を呈する像が梨状陥凹側まで広がっている（図E' 白点線）．NBI非拡大では，病変部は，brownish areaとして描出され，右梨状陥凹尖端の境界（図B' 黄丸）も視認可能であり，中拡大でより明瞭となる（図F' 白矢印）．

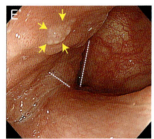 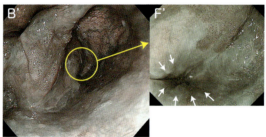

内視鏡治療前に全身麻酔下で視野展開を行った際のヨード染色像を示す（図G）．発赤域および brownish area とほぼ一致して，赤みを帯びた（pink color sign 陽性）のヨード不染帯を認める（図G 黒矢印）．

A2 ③

病変は発赤調で領域性を有し，境界部で背景の上皮下血管が途絶している．咽頭の腫瘍性病変の多くは，白色光で発赤調を示すことが報告されている[2]．NBI では brownish area として描出され，pink color sign を伴うヨード不染帯を示すことから扁平上皮癌（表面平坦型，0-Ⅱbに相当）「頭頸部癌取扱い規約（第5版）」と診断する．

NBI 中拡大では，brownish area 内にドット状に微小血管（図D' 白丸）を認める[3]．白色結節内（図D' 黄矢印）には拡張・蛇行・口径不同・形状不均一を示す異常血管を認めるとともに微小な avascular area（AVA-small）を認める．基本的に上皮内癌と考えるが，白色結節部では上皮下浸潤の可能性を疑う．

CT検査などの画像検査を行い，頸部リンパ節をはじめ転移を疑う所見は認めなかった．経口

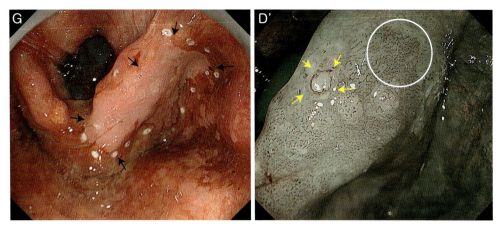

的切除の適応に関するエビデンスは，いまだ不足している．しかし，一般的に腫瘍の厚さが1,000μmまでは脈管侵襲の頻度が低く，リンパ節転移のリスクも低いとされている．患者は77歳と高齢でもあり，診断と治療を兼ねた経口的切除を行った．

咽喉頭表在癌に対する経口的切除術のひとつで，耳鼻咽喉科医と共同で直達術とESD手技を同時進行で行う endoscopic laryngo-pharyngeal surgery（ELPS）を行った．全身麻酔下に彎曲型喉頭鏡を用いて視野展開を行い，食道入口部までの十分な視野を確保したうえで，消化器内視鏡を用いたESDに加え，経口的に直達把持鉗子や電気メスを用いて切除した．

最終病理診断

扁平上皮癌, 0-Ⅱb型, 27×12mm, pT2, ly0, v0, pN0, pHM0, pVM0

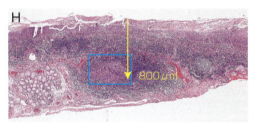
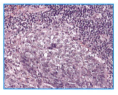

本症例は，下咽頭に主座を置く病変で一部に上皮下への浸潤が見られた（800μm）（図H）．咽頭は食道と同じ扁平上皮であるが，粘膜筋板が存在しない点に注意する（其の弐-3-a「咽喉頭・食道」参照）．経口的に切除された標本の深達度評価には腫瘍の厚さ（腫瘍の表面から最深部までの距離）を用い，その厚さとリンパ節転移のリスク（脈管侵襲）が相関する．腫瘍の厚さが1,000μmを超えると脈管侵襲の頻度が高くなるとされる（頭頸部癌取扱い規約第5版）．本症例の上皮下への浸潤距離は800μmであり，リンパ節転移のリスクは高くないと判断し，追加治療せずに厳重にフォローアップしている．術後2年4ヵ月が経過した現在無再発生存中である．

文献
1) Muto M et al. J Clin Oncol 2010; **28**: 1566-1572
2) Yoshimura N et al. World J Gastroenterol 2011; **17**: 4999-5006
3) 井上晴洋．胃と腸 2017; **52**: 559

［西川洋平・郷田憲一・井上晴洋］

Case 2

患者プロフィール

- 60歳代，男性
- 現病歴：1ヵ月前より嗄声が出現したため，耳鼻咽喉科を受診したところ，喉頭に異常を指摘された．
- 嗜好歴：飲酒；焼酎2合/日×30年，喫煙：20本/日×50年

Question

Q1 病変の存在部位はどこか？
①声帯
②仮声帯
③披裂
④梨状陥凹
⑤下咽頭後壁

Q2 この内視鏡像から疑われる疾患は何か？
①声帯ポリープ
②声帯結節
③囊胞
④声帯白板症
⑤喉頭癌

解法秘伝の極意

- 喉頭病変の拾い上げのポイント：隆起，色調変化，左右対称性，喉頭の動きなどに注目して観察しよう．
- 喉頭癌の色調としては，声帯には白色主体の病変が多く，声門上部や披裂部では発赤主体であることが多い．

1. 咽喉頭・食道の登竜門

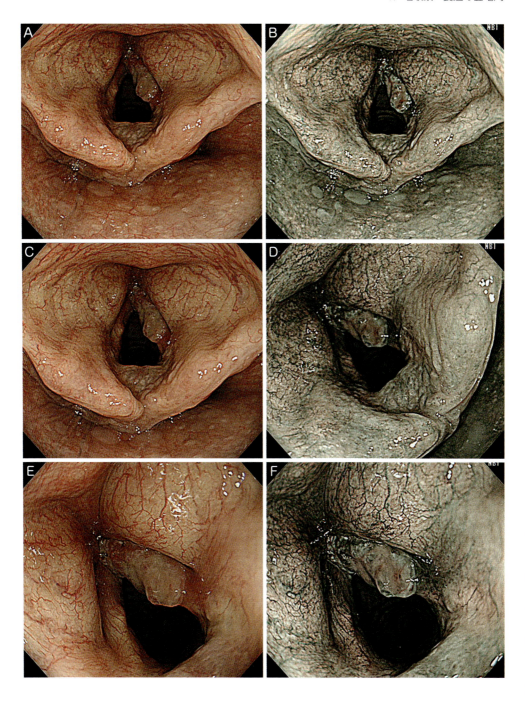

其の四 「消化器内視鏡の登竜門」〜精選症例クイズで開眼すべし!〜

Answer と解説

A1　①

　図 A, C は白色光の遠景像で，喉頭の右声帯に褪色調の隆起性病変を認める（其の弐–3「解剖知識と正常像」–a「咽頭頭・食道」参照）．図 E の白色光の近接像では，病変は白色調を主体に微細顆粒状変化を伴いつつ右声帯から前連合部まで進展しており，後方は発赤調主体に後連合近傍まで進展していることがうかがえる．図 B, D, F の NBI 非拡大・弱拡大では，病変の大部分は brownish area を呈さず，白色調である．

　咽頭や食道の早期癌の拾い上げには NBI は有用とされているが，喉頭癌においては白色調主体の病変あるいは血管増生が少なく brownish area を呈さない病変も少なくない．また，近接が困難であることから，NBI のみでは病変の同定が難しいこともある[1]．喉頭癌を見逃さないためには，白色光と NBI を併用しつつ，隆起，色調変化，左右対称性，喉頭の動きに着目すべきである．喉頭癌の色調変化は，声帯は白色が主体，仮声帯や披裂部は発赤が主体であることが多い（図 G, H）．仮声帯の癌は上皮下進展することもあり，表面の色調変化に乏しく，一見しただけでは正常粘膜に見えることがあるため，左右対称性に注意を払う必要がある．実際に上皮下進展している病変では，左右対称性の評価が病変を発見するキーポイントとなった（図 H）．声帯の動きに左右差がある場合は，反回神経麻痺（食道癌の浸潤やリンパ節転移による）を考慮すべきである[1]．

　仮声帯や披裂部は，喉頭癌の好発部位であり，声帯より頭側で正面視しやすいが，極めて敏感な場所であるため，粘膜面へのスコープの接触を極力避けつつ慎重に観察する必要がある（其の参–1「咽喉頭・食道観察の極意」参照）．下咽頭の梨状陥凹や下咽頭後壁は喉頭の後方に位置し，観察が困難な部位にもかかわらず，咽頭癌の好発部位である．発声法，Valsalva 法，sniffing position（匂いをかぐ姿勢）を活用しつつ，細心の注意を払い観察すべきである[2]．

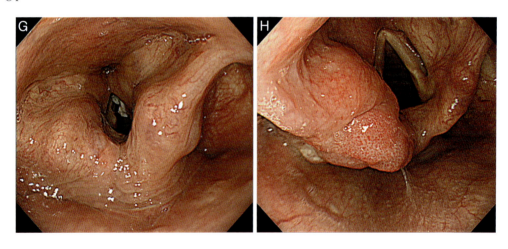

A2 ⑤

　図A, C, Eの白色光では，左声帯襞には縦走する粘膜固有層の血管が観察されるが，病変部は血管の透見性が不良となっている．病変隆起部の前方（微細顆粒状）・後方（ほぼ平坦）は発赤調を呈し，後方の平坦な発赤域の境界はやや不明瞭である（図E'）．図B, D, FのNBI非拡大・弱拡大では，病変内の褪色域の血管は疎であり，後方の発赤域ではドット状の拡張した異常血管が認められる[3]（図F'）．以上より，喉頭癌が最も考えられ，耳鼻咽喉科で生検が施行された結果，組織学的にも扁平上皮癌と診断された．CTなどの画像診断を含めた臨床診断は喉頭癌（声門）cT2（声門上部に進展・声帯運動制限あり）N0M0とされ，放射線療法が施行された．

　喉頭癌を含む頭頸部癌や食道癌リスクファクターは飲酒や喫煙と同じである（field cancerization）ため，特に咽喉頭・食道においては，重複癌（同時・異時性多発癌）の存在に注意を払う必要がある[4]．本症例では，食道癌の合併は認めなかったが，食道のヨード染色でまだら不染を呈する（図I）．まだら不染患者は頭頸部・食道に多発癌を有する傾向が強く，NBI，ヨード染色を併用した厳重な内視鏡的サーベーランスを行っている．

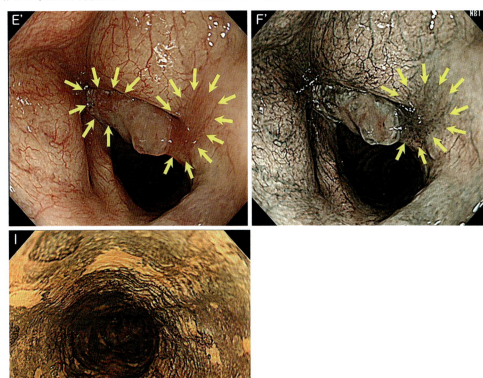

［鑑別診断のポイント］

　①**声帯ポリープ**：声の酷使や喫煙などの局所炎症により循環障害に基づく血管の破綻が生じ，反応性の結合織や周囲の浮腫により発生する．30〜50歳代の声を酷使する職業者・喫煙者に多く，嗄声を主訴とすることが多い．図Jは声帯ポリープの症例である．左の声帯に数mm大の発赤調の半球状の隆起性病変として認識できる．表面平滑・浮腫状で光沢があることから，表面が粗糙不整な喉頭癌などの悪性疾患ではなく，良性の声帯ポリープが最も考えられる（図K）．

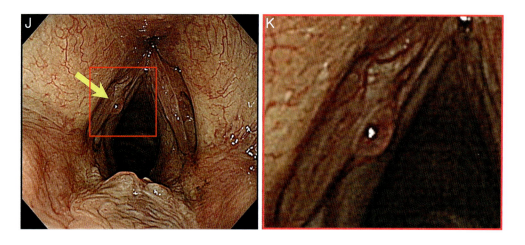

②**声帯結節**：声帯が振動して擦れ合うことで両側の声帯膜様部の中央部に生じる結節である．声帯ポリープは血腫により組織が硬く盛り上がったものであるのに対し，声帯結節は表皮細胞が肥厚したものである．また，声帯ポリープは片側性であるのに対し，声帯結節は両側性であることが多い．声帯ポリープ同様に声を酷使する職業者以外にも，小児（合唱など）にも多く見られる．

③**囊胞**：白〜黄色調の半球状または球状の粘膜下腫瘍様の隆起性病変（図L赤矢印）で，表面には引き伸ばされた上皮下の血管（図L黄矢印）が見られるが，異型はなく，鑑別は容易である．好発部位は，咽頭，喉頭蓋，披裂喉頭蓋襞である．ほとんどが無症状であり，内視鏡検査時にしばしば遭遇する．

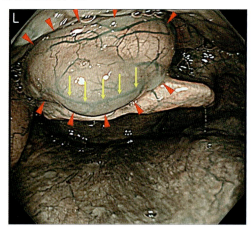

④白板症（leukoplakia）：内視鏡で観察すると声帯上皮の病変が光を乱反射して白く観察される臨床症候名であり，細胞異型を伴わない過形成（hyperplasia），中等度から高度の細胞異型を伴った異形成（dysplasia）などが含まれる．男性の喫煙者に多く，嗄声を主訴とすることが多い．癌化例もあり，耳鼻咽喉科・頭頸科専門医へのコンサルトが必要である．

最終診断

扁平上皮癌，cT2N0M0

文献
1) 小山恒男．胃と腸 2012; **47**: 317-324
2) 川田研郎．Gastroenterol Enodosc 2013; **55**: 2232-2242
3) 井上晴洋．胃と腸 2017; **52**: 559
4) Katada C. Gastroenterology 2016; **151**: 860-869

[大南雅揮・郷田憲一・井上晴洋]

Case 3

患者プロフィール

⊙66歳，男性
⊙胃癌術後の定期的経過観察のため施行された上部消化管内視鏡検査の際，胸部食道に異常を指摘された．
⊙嗜好歴：喫煙：なし，飲酒：日本酒約2合/毎日×46年

Question

Q1　この内視鏡像から疑われる疾患は何か？
　①逆流性食道炎
　②Barrett食道腺癌
　③扁平上皮癌
　④胃癌食道転移
　⑤グリコーゲンアカントーシス（糖原過形成）

Q2　この病変に対する治療方法は？
　①経過観察
　②内視鏡的切除（EMR/ESD）
　③放射線療法
　④化学放射線療法
　⑤外科的切除

解法秘伝の極意

◉発見した病変の鑑別には，通常白色光像，NBI観察像，ヨード染色像を総合的に判断することが重要である．
◉病変の肉眼型は深達度を予測するうえで重要である（特に0-I型，0-III型の多くはSM癌）[1].
◉ヨード染色時の畳目模様は深達度診断に有用[2].
◉NBI拡大所見は質的診断（癌・非癌），さらに深達度を推定する際に有用であるため習熟しておきたい[3].
◉深達度とリンパ節転移率の関係を把握し，内視鏡治療の適応を理解する[4].

1. 咽喉頭・食道の登竜門

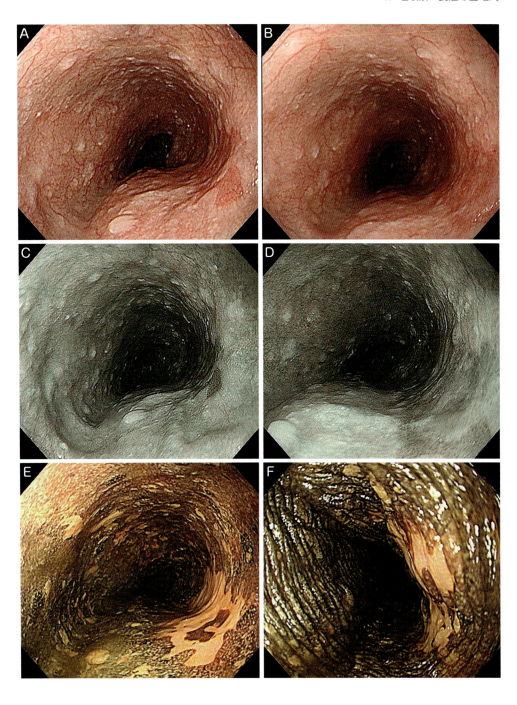

其の四 「消化器内視鏡の登竜門」〜精選症例クイズで開眼すべし！〜

Answer と解説

A1 ③

通常白色光では，切歯より約 30cm の胸部中部食道 3 時から 6 時方向に約 30mm 大で，淡い発赤調の領域を認める．平坦〜わずかに陥凹しており，0-Ⅱc とした．表面はやや粗糙で発赤部に一致して血管網の消失が見られる（図 A', B'）．NBI 非拡大観察では境界明瞭な brownish area として描出された（図 C, D）．ヨード染色による色素内視鏡では発赤調領域および brownish area と一致して境界明瞭な不染帯を呈する．ヨード不染域の一部は淡いピンク色を呈する（pink color sign）（図 E）（病変部周囲には，小さな淡〜不染帯が多発しているまだら食道）．

以上の所見より，まだら食道を背景に発生した扁平上皮癌と考える．

逆流性食道炎は，胃酸などの逆流による炎症性変化で，食道胃接合部から伸びる白濁・発赤（色調変化）・びらん・潰瘍（粘膜傷害）などが特徴的である．Barrett 食道腺癌は，通常，Barrett 食道粘膜から発生する腺癌であり，背景粘膜は円柱上皮でありヨードでは染色されず，本症例とは明らかに異なる．転移性食道癌は，粘膜の変化に乏しく，粘膜下に腫瘍増殖の主座があるため，基本的に粘膜下腫瘍様の内視鏡像を呈する．グリコーゲンアカントーシスは表面平滑で光沢のある白色調の扁平隆起として認めることが多い．組織学的には，グリコーゲンに富んだ細胞の限局性過形成から成り，ヨード染色では濃く染まる．

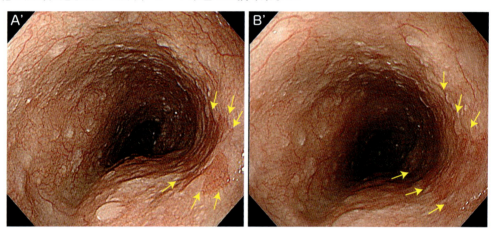

A2 ②

食道癌の治療方針は壁深達度診断，リンパ節転移の診断，遠隔転移の診断による進行度診断に加え，病巣特性（悪性度）の把握および全身状態の評価を踏まえ決定される．

病変の肉眼型は深達度診断に有用である．0-Ⅱb, Ⅱa 病変の多くは EP/LPM であるが，0-Ⅱc 病変の場合は，EP/LPM〜SM2（SM 深部浸潤癌）と，多様な深達度を示す[1]（其の弐-4-a「食道」参照）．本病変では，空気量多量の通常白色光像において，病変部の壁伸展は極めて良好で，厚みや変形がないことから，T1a-EP/LPM の可能性が高い．

ヨード染色を行うと，輪状の皺が見られる．これは粘膜筋板がヨードの刺激で収縮することで見られる現象とされ，「畳目模様」と呼ばれる[2]．本病変ではヨード不染帯内においても，ヨードで染色される周囲粘膜と同様に畳目模様が途絶することなく見られる．したがって，腫瘍の浸潤が粘膜筋板まで達しておらず，粘膜筋板の収縮性が保たれていると考えられることから，深達度は T1a-EP/LPM と推察される（図 F）．

NBI 拡大観察も深達度診断に有用である．本病変内の IPCL[3] はドット様でループ様の構造を

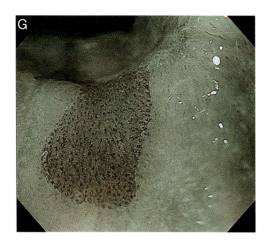

保持していると考えられ，日本食道学会分類 Type B1 血管に相当する(図 G)．NBI 拡大所見からも本病変の推定深達度は T1a-EP/LPM と考えられ，ESD 標本上，組織学的に T1a-LPM であった．．

　他の消化管癌同様に，表在型食道癌においても，壁深達度が深くなるほどリンパ節転移率は高まる．リンパ節転移率は T1a-EP/LPM で 0〜3.3％，T1a-MM で 0〜12.2％，T1b-SM1 で 8〜26.5％，T1b-SM2 以深で 22〜61％ とされていることから，T1a-EP/LPM は内視鏡治療の絶対適応病変，T1a-MM/T1b-SM1 は相対適応病変，それ以深は研究的適応もしくは適応外病変とされている．本病変は，推定深達度は T1a-EP/LPM と推察され，周在性は 3/4 周未満であり，内視鏡治療後の難治性狭窄リスクも低いことから，内視鏡的切除のよい適応となる(表 1)[4]．

表 1　食道表在癌の壁深達度およびリンパ節転移率と内視鏡治療の適応

tumor depth of superficial esophageal squamous cell carcinoma			lymph node metastasis rate (％)	indication of endoscopic resection
T1a, tumor invades mucosa (M)	EP	carcinoma in situ (Tis)	0〜3.3	absolute
	LPM	tumor invades lamina propria mucosa (LPM)		
	MM	tumor invades lamina muscularis mucosa (MM)	0〜12.2	relative
T1b, tumor invades submucosa (SM)	SM1	tumor invades the submucosa to a depth of 200mm ore less from the muscularis mucosa	8〜26.5	
	SM2	tumor invades the submucosa to a depth more than 200mm	22〜61	investigative stage *

* : a contraindication

文献
1) Participants in the Paris Workshop. Gastrointest Endosc 2003; **58**: S3-S43
2) 神津照雄．胃と腸 1996; **31**: 369
3) 井上晴洋ほか．消化器内視鏡 2005; **17**: 1551-1554
4) Oyama T et al. Esophagus 2017; **14**: 105-112
5) 井上晴洋ほか．消化器内視鏡 2006; **18**: 171-178

[鬼丸学・郷田憲一・井上晴洋]

Case 4

患者プロフィール

- 78歳，男性
- 検診目的の上部消化管内視鏡検査で胸部食道に異常を指摘された．
- 嗜好歴：喫煙；10本×30年，飲酒；ビール350mL×4本/週×40.

Question

Q1 この内視鏡像から疑われる疾患は何か？
- ①逆流性食道炎
- ②扁平上皮癌
- ③Barrett食道
- ④腺癌

Q2 この病変の深達度診断に追加する検査として有効なものは？
- ①CT検査
- ②超音波内視鏡検査
- ③MRI検査
- ④PET-CT検査

Q3 適切な治療方針は？
- ①手術
- ②化学放射線療法
- ③内視鏡治療（ESD）
- ④光線力学療法

解法秘伝の極意

- ◉背景粘膜，病変部位，およびその表面性状の変化とその領域性を視る．ヨード染色で不染域を呈するか否かを確認する．⇒上皮性/非上皮性腫瘍，組織型の診断．
- ◉通常観察で色調，凹凸，表面性状，病変の硬さを診る，NBI拡大所見を診る⇒非癌 vs. 癌の鑑別．癌なら深達度を推定．必要があれば他の検査を追加．

1. 咽喉頭・食道の登竜門

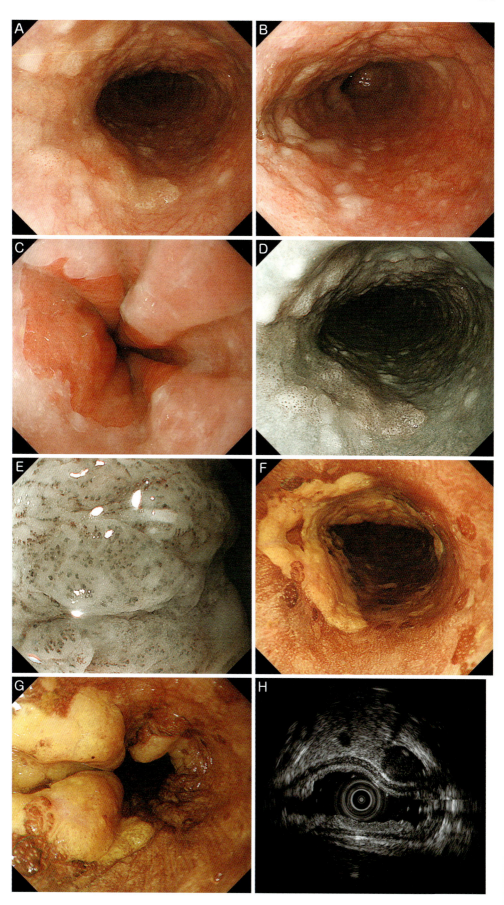

其の四 「消化器内視鏡の登竜門」〜精選症例クイズで開眼すべし!〜

Answer と解説

A1 ②

通常白色光では，食道左壁に約40mm大の正色調から発赤調の平坦隆起性病変を認める．表面は粗糙で，病変全体が軽度隆起している．発赤部辺縁において健常部の血管網は途絶している（図A，B）．NBI非拡大観察では，境界明瞭な茶褐色調領域（brownish area）を呈する（図D）．NBI拡大像では，拡張・蛇行・口径不同・形状不均一を認めるドット様の拡張した微小血管を認める（図E）．ヨード染色では，隆起部分，brownish areaとほぼ一致して，境界明瞭な不染帯を呈している（図F，G）．以上の所見はいずれも扁平上皮癌に相当すると考えられた．内視鏡的に生検を行った結果，組織学的にも扁平上皮癌と診断された．

[鑑別診断のポイント]

①異所性胃粘膜：多くの場合，頸部または上部食道に観察され，境界明瞭な円〜楕円形で内部均一な発赤面を呈する．隆起を呈することはほぼない．

③逆流性食道炎：胃酸の逆流によるものであり，食道胃接合部から連続する炎症所見（白濁・発赤などの色調変化，びらん，潰瘍などの粘膜傷害）を呈するのが特徴である．図Cでは，それらの所見を認めない．

④Barrett食道：食道下部の扁平上皮が胃から連続して同じ円柱上皮に置換されている状態であり，異所性胃粘膜同様にNBI拡大観察で胃粘膜と同様の粘膜模様を明瞭に観察できる．

⑤腺癌：食道の腺癌は一般的にBarrett食道を背景に発生する．隆起の周囲の非腫瘍部にも円柱上皮が存在する．

A2 ②

通常白色光像において，病変部の壁伸展は良好である（図A）．病変部NBI強拡大観察において，乳頭内毛細血管（intrapapillary capillary loop：IPCL）は"拡張"，"蛇行"，"口径不同"，"形状不均一"の4徴を有する日本食道学会分類Type B血管である．また，ループ様構造を保持していることから，B1血管に相当する（図E）．病変はやや厚みがあるものの，脱気像では，軟らかい病変である．隆起型食道癌の病型は，0-Ⅱaは約1mm程度までの軽度に隆起している病変とされており，それ以上は0-Ⅰ型と分類されている．0-Ⅱa型は，0-Ⅱb，0-Ⅱcを随伴する混合型が主体であり，0-Ⅱa単独型は少ないとされる．白色顆粒状，扁平低隆起は，深達度T1a-EP/LPMが多く，白色調の0-Ⅱaは粘膜内癌の代表的病型と考えられている．本症例は0-Ⅱa型であるが，発赤調で，やや厚みが目立つことより，MM以深の浸潤の可能性がある．しかし，B1血管を認め，拡大観察での推定深達度はT1a-EP/LPMと考えられる．通常観察，拡大観察で深達度が一致しない場合，超音波内視鏡検査が深達度診断に有効な場合がある．

①③④CT，MRI，PET-CT検査は転移あるいは，他臓器への浸潤の判定には有効であるが，表在癌の深達度診断としてはあまり有効とされていない．

超音波内視鏡検査では，病変部は第1層の不整，第2層の肥厚を認め，第3層は保たれていた．第2層の厚みがあり，深達度T1a-MMと診断した（図H）．CT，EUS検査では，リンパ節転移は否定的であった．

A3 ③

現時点で表在癌の深達度診断において，拡大内視鏡観察，EUSのいずれが優れているかは明らかになっていない．深達度はMM，LPMか判断に迷う症例であり，LPM以浅の可能性も十

分に考えられる．EP，LPM であった場合，①手術，②化学放射線療法，③光線力学療法は侵襲が大きいため，本症例において，内視鏡的切除（ESD）が第一選択となる．

総合的に深達度 MM 癌と診断し，ESD（endoscopic submucosal dissection）を施行した．

最終病理診断

扁平上皮癌，56×37 mm，0-Ⅱa，pT1a-LPM，INFa，ly（−），v（−），pHM0，pVM0

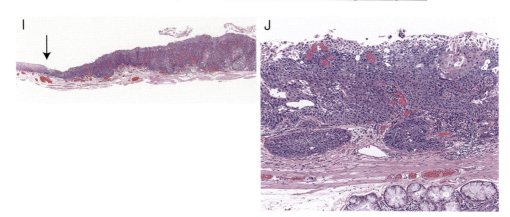

病理所見では，粘膜内に限局する扁平上皮癌である．厚みのある病変で組織学的にも隆起性病変として認識できる．非腫瘍上皮との境界は明瞭である（図Ⅰ矢印）．浸潤は粘膜固有層にとどまっている．粘膜筋板への浸潤は認められない（図J）．

深達度 MM では，手術症例でのリンパ節転移のリスクが 5〜12％ 程度とされているが，内視鏡的切除例ではリンパ節転移は 0〜4.2％ との報告もあり，術前検査で MM が疑われた場合，内視鏡的切除の相対的適応とされている．本症例は術前深達度 MM が疑われたが，結果として深達度 LPM あった．

文献
1) 千野　修ほか．胃と腸 2012；**48**：1369-1382
2) 石原　立ほか．胃と腸 2013；**48**：347-354

［中谷行宏・阿部清一郎・小田一郎］

Case 5

患者プロフィール

⊙88歳，男性

⊙慢性腎不全で透析中の患者．食事のつかえ感を主訴に他院で上部消化管内視鏡検査を受けたところ食道に病変を認め，治療目的で当院紹介となった．

⊙嗜好歴：喫煙；20本/毎日×40年（5年前より禁煙），飲酒；ビール 500 mL/毎日×40年

Question

Q1 本病変の肉眼型は？

①0-Ⅰ

②0-Ⅱa，0-Ⅱb，0-Ⅱc

③0-Ⅲ

Q2 予測される深達度診断は？

①粘膜固有層（T1a-EP/LPM）

②粘膜筋板から粘膜下層（T1a-MM/T1b-SM1）

③固有筋層（T2）

解法秘伝の極意

◉通常の白色光観察に加え，必ずNBI観察を併用して病変の見落としを避ける[1]（其の弐-1-a，其の参-1参照）．

◉通常観察での深達度診断は，腫瘍の隆起・陥凹に加えて空気量を調節し壁肥厚や伸展不良の有無を評価する．

◉ヨード染色は癌検出に有用であるが，刺激性があり検査中に被検者が胸痛や胸やけを自覚することがある．検査終了後は，悪心・嘔吐が出現する場合もあり，内視鏡検査終了時にチオ硫酸ナトリウムを撒布するとそれらの症状を緩和できる．術前の範囲診断において最も正確な検査法であり，切除範囲決定の際は必須である．

◉病変部の微小血管（いわゆるIPCL）の形態学的変化に基づいたNBI拡大内視鏡診断は，癌病変の質的（鑑別）から量的（深達度）診断まで有用である[4]．

1. 咽喉頭・食道の登竜門

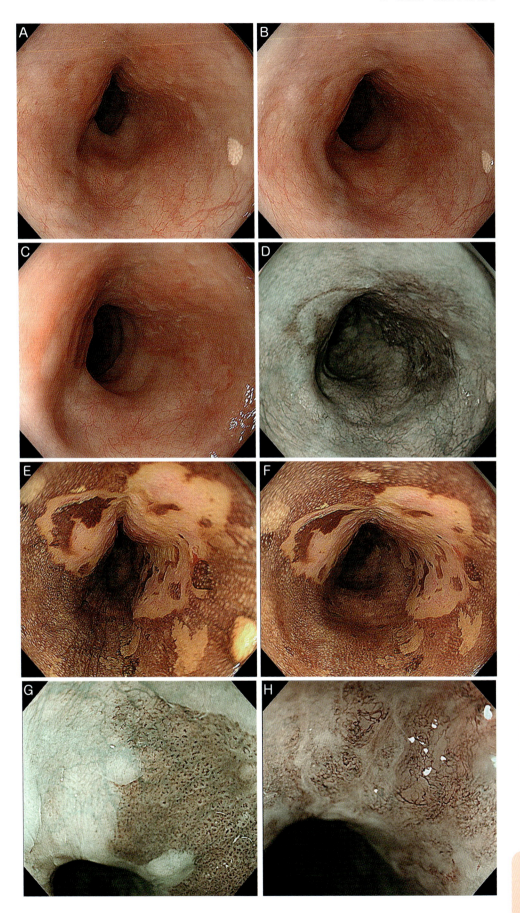

其の四 「消化器内視鏡の登竜門」～精選症例クイズで開眼すべし！～

91

Answer と解説

A1 ②

白色光で切歯より 23〜27 cm の胸部中部食道の前壁側に約 2/3 周の血管透見性の低下した領域を認め，淡い発赤調を呈している（図 A' 白矢印）．平坦〜わずかに陥凹した病変で，前壁（12 時方向）は軽度であるが，一段深い陥凹（二段陥凹）が見られる（図 C' 黄矢印）．送気によっても進展せず，二段陥凹部は残存しており，明らかな伸展不良所見を認める．

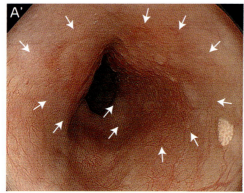 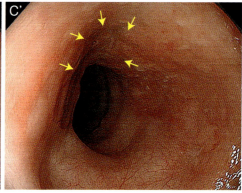

NBI 非拡大観察では，通常観察における発赤域と一致して，境界明瞭な brownish area を認める（図 D）．ヨード染色像では，発赤域および brownish area とほぼ一致して，一部赤みを伴った（pink color sign 陽性）ヨード不染帯を認める（図 E'，F'）．内部には扁平上皮島が混在している（図 E'）．図 C 同様に過送気時においても，二段陥凹部の進展は明らかに不良であり，硬く"く"の字に壁変形している（図 F' 黄丸）．

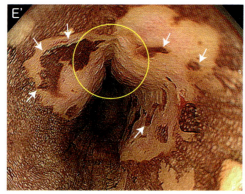 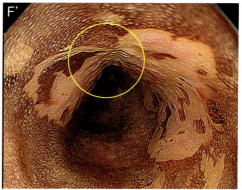

発赤調で領域性を有する平坦〜陥凹性病変であり，NBI では brownish area として描出される．さらに pink color sign を伴うヨード不染帯を示すことから扁平上皮癌（0-IIb + IIc）と診断する[2]．また，進展が不良な二段陥凹部を認めることから同部位での SM 浸潤の可能性を考える．二段陥凹は壁肥厚を伴って深い陥凹を示す 0-III 型とは異なる（其の弐-4「内視鏡分類の基礎知識」- a「食道」を参照）．

A2 ②

病変部の NBI 中拡大観察では，拡張・蛇行・走行不整・形状不均一の上皮内癌に特徴的な四徴を満たす微小血管（IPCL）を認め，日本食道学会分類 Type B1 相当である（図 G'）．二段陥凹部では表面の血管密度は低下し，ループ形成の乏しい延長した IPCL が見られる（図 H' 白丸）．深達

度が深くなるにつれて IPCL の破壊が徐々に進行し，さらに IPCL の変化は深部に向かって延長される[3]．日本食道学会分類では Type B2 に相当し，深達度は T1a-MM または T1b-SM1 以深と推測される[4]．

外科手術も検討したが，透析中の高齢患者でリスクは高いと考え，診断的意義を含めて ESD を選択した．

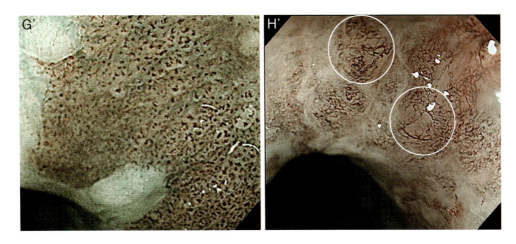

最終病理診断

低・中分化型扁平上皮癌，30×11 mm，0-Ⅱc＋Ⅱb，pT1b-SM2（400 μm），INFb，ly（−）(D2-40)，v（−），pHM0，pVM0，pR0，pCur C

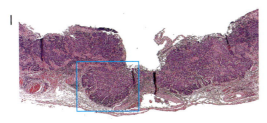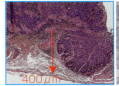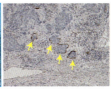

角化傾向の腫瘍細胞が胞巣を形成しつつ増殖しており，低分化～中分化型扁平上皮癌に相当する．粘膜下層への浸潤を認め，深達度は粘膜筋板から 200 μm を越えて，粘膜下層深部に達している．水平・垂直断端は陰性であったが，免疫染色（D2-40）で 1 個のリンパ管侵襲が見られた（図Ⅰ黄矢印）．

前述のとおり治療リスクが高く，本来は追加治療の対象であるが，患者本人・家族と話し合った結果，定期的 CT 検査を含めた厳重な経過観察を行っている．

文献
1) Muto M et al. J Clin Oncol 2010; **28**: 1566-1572
2) Shimizu Y et al. J Gastroenterol Hepatol 2008; **23**: 546-550
3) 井上 晴洋ほか．消化器内視鏡 2005; **17**: 1551-1554
4) Oyama T et al. Esophagus 2017; **14**: 105-112

［西川洋平・郷田憲一・井上晴洋］

Case 6

患者プロフィール

- 66歳，男性．嗜好歴：喫煙；あり．飲酒；あり．
- 既往歴：下咽頭部癌，中咽頭部癌，表在型食道癌（計7回の内視鏡治療歴）．
- 血算：WBC 8,200/μL，Hb 12.0 g/dL，Plt 14.8×10^4/μL，MCV 107 fL．
- 肝機能：AST 57 U/L，ALT 46 U/L，γ-GTP 1,366 U/L．

Question

Q1 この内視鏡像から疑われる疾患は何か？
①異所性胃粘膜 ②カンジダ食道炎
③食道表在癌（深達度：T1a-EP/LPM）
④食道表在癌（深達度：T1a-MM/T1b-SM1）

Q2 本症例の病態について誤った記述は？
①比較的，中高年女性に多く認める．
②喫煙やアルデヒド脱水素酵素2（ALDH2）ヘテロ欠損はハイリスクである．
③同時性の多発癌や他部位，特に頭頸部癌の合併に注意する．
④異時性多発癌を念頭に治療後の定期的なサーベイランスが重要である．

Q3 この病変の病理組織生検について正しい記述は？
①ヨード撒布は必要がなく生検も不要である．
②ヨード撒布後，まだら状のヨード不染帯をランダムに生検する．
③ヨード撒布後，5 mm 以上の不染帯に対しては，pink color sign も評価しつつ生検を考慮する．

Q4 適切な治療法はどれか？
①アルゴンプラズマ焼灼術（APC） ②外科的切除 ③化学放射線療法
④内視鏡的切除術（EMR or ESD） ⑤光線力学療法（PDT）

解法秘伝の極意

[理解しておくべき Key Word]

- **まだら食道**：多発ヨード不染帯．背景食道粘膜のヨード不染帯の程度を最もよく反映する内視鏡写真1画面中において，大小不同のヨード不染帯が10個以上存在する所見[1]．
- **pink color sign（PC sign）**：0.6～1.5％ヨード染色液を用いた場合，ヨード不染帯が，2～3分後に本来の病変の色調であるピンク色を呈するようになる現象．高度異型上皮や扁平上皮癌を反映する所見とされる．原理は不明な点も多いが，異型が高度になると上皮のバリア機構が障害され，染色後，早期にヨードが上皮内から消失し，本来の病変部の色調であるピンク色を呈するという説がある[2]．
- **field cancerization**：Slaughter らが提唱した概念で，飲酒や喫煙などの共通の癌誘発因子の長期的な曝露により，複数の領域にまたがって発癌する現象．食道および頭頸部領域の粘膜上皮に異型上皮あるいは扁平上皮癌が多発性に発生する[3]．

1. 咽喉頭・食道の登竜門

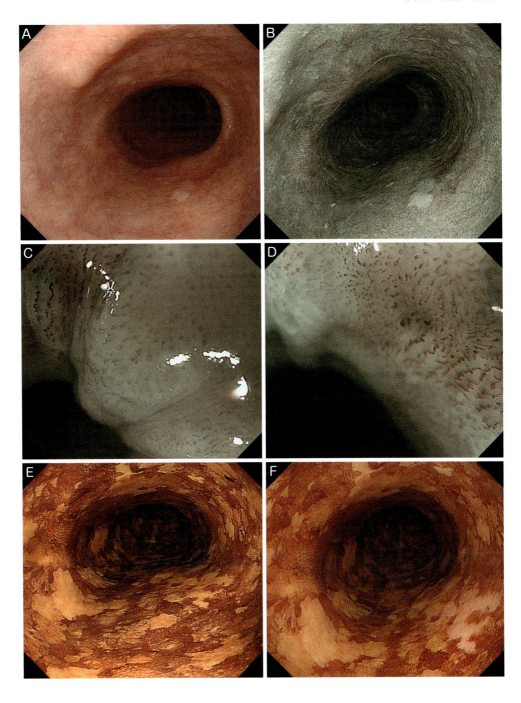

其の四 「消化器内視鏡の登竜門」〜精選症例クイズで開眼すべし！〜

Answer と解説

A1 ③

白色光観察で切歯より 30 cm 胸部中部食道右壁に 10 mm の血管透見消失領域を認める（図 A）。また病変の対側，食道前壁から左壁には内視鏡治療後の瘢痕を認めるが，病変とは離れている。NBI 非拡大観察では brownish area を呈する（図 B）。病変部口側の NBI 拡大観察（図 C）において周囲の IPCL と比較し病変内の IPCL は "拡張"，"蛇行"，"口径不同"，"形状不均一" の四徴を有する Type B 血管である。ループ様構造を保持しており Type B1 血管に相当する（図 C, D）。

ヨード染色像では，撒布直後にまだら状のヨード不染帯を認め（まだら食道）（図 E），撒布 2 〜3 分後には NBI 観察で brownish area を呈した部位に一致して PC sign 陽性所見を認める（図 F）。通常観察で凹凸不整を認めず，拡大観察で B1 血管を認め，深達度は EP/LPM と考える。まだら食道を伴った食道表在癌と診断し，生検組織診断でも扁平上皮癌であった。まだら不染を示す食道では PC sign は癌の鑑別に有用であり，内視鏡治療施行時の切除範囲決定に非常に有効である。

[鑑別診断のポイント]

①**異所性胃粘膜**：境界明瞭な円〜楕円形で内部均一な発赤面を呈する。NBI 拡大観察で胃粘膜と同様の粘膜模様を明瞭に観察できる。多くは頸部食道に見られる。

②**食道カンジダ症**：通常光観察で透明感に乏しい黄白色調の白苔付着を認める。

A2 ①

食道癌ハイリスク項目：55 歳以上の男性，大酒家（フラッシャー：少量飲酒で顔面紅潮），喫煙者，頭頸部癌既往歴，食道癌既往歴，まだら不染，MCV 高値。

本症例は上記すべての項目に該当する。MCV はアルコール常習の非特異的なマーカーである。

多発ヨード不染帯が食道癌・頭頸部癌の危険因子であり，飲酒・喫煙に加え ALDH2 ヘテロ欠損型が強く関連することが知られている[4]。

field cancerization[3] により，頭頸部癌・食道癌は同時性・異時性に多発しやすい。食道癌根治後，高い発癌リスクを有する食道粘膜自体が温存されている場合，異時性食道癌が出現してくる可能性が高いため，定期的サーベイランスが重要である。

A3 ③

食道表在癌の存在診断は，白色光観察のみではときに困難である。NBI で診断能は向上するが認識困難症例もある。ヨード染色法は多数の食道表在癌の発見を可能にし，腫瘍の拾い上げや側方範囲診断に有用であるが，まだら不染を呈する食道では食道全域に不染部や淡染部が散在しており質的診断に苦慮する。

ヨード染色後の不染帯は，癌，扁平上皮内腫瘍（intraepithelial neoplasia）などの腫瘍によるものが多いが，炎症性変化に起因する場合もある。その鑑別としては PC sign がひとつの指標となる。不染帯の大きさでは 5 mm 未満の場合，低異型度扁平上皮内腫瘍の可能性が高い。したがって，生検すべきヨード不染帯は，不整形を呈する 5 mm 以上の病変や，PC sign を呈する病変である。

A4 ④

内視鏡治療により治癒可能な病変はリンパ節転移のリスクがほぼない上皮内癌と粘膜固有層癌である。本症例の推定深達度は T1a-EP/LPM であり EMR・ESD の絶対的適応と考えられた。

病変径は 10 mm であり短時間で容易にかつ安全に切除可能な EMRC（キャップ法による EMR）を施行した．

①の APC は病変の焼灼療法で詳細な病理組織学的評価ができないため第一選択とはならない．APC は，内視鏡的切除不能・不適症例に対する治療選択肢として考慮される[5]．

⑤の PDT は光感受性物質とレーザーを組み合わせた治療で，レーザー照射部位の腫瘍細胞を壊死させる局所療法．化学放射線療法または放射線療法後の局所遺残再発食道癌症例に対して保険収載された治療法である．

最終病理診断

扁平上皮癌，10×6 mm，0-Ⅱc，T1a-EP，ly（−），v（−），pHM0，pVM0

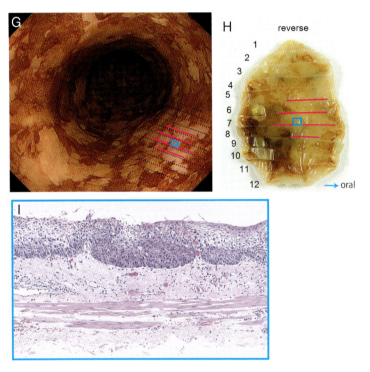

図 G に胸部中部食道の色素内視鏡像（ヨード散布像）（黒破線：割線，赤線：扁平上皮癌）を示す．図 H に切除標本実体顕微鏡像（赤線：扁平上皮癌）を示す．図 I は切片 7 の病理組織像（青枠部拡大像）である．

先輩ドクターからの金言

「消化管の内視鏡をやる者は心の内視鏡もやりなさい」

（恩師である故・並木正義名誉教授の言葉）

文献
1) Katada C et al. Gastroenterology 2016; **151**: 860-869
2) Ishihara R et al. World J Gastroenterol 2013; **19**: 4300-4308
3) Slaughter DP et al. Cancer 1953; **6**: 963-968
4) Muto M et al. Carcinogenesis 2005; **26**: 1008-1012
5) 日本食道学会（編）．食道癌診療ガイドライン 2017 年版，金原出版，2017: p.41-45

［首藤龍人・阿部清一郎・小田一郎］

Case 7

患者プロフィール

- 70 歳代，男性
- 咽頭違和感を自覚し耳鼻咽喉科で下咽頭癌を指摘．スクリーニング目的の上部内視鏡検査で胸部下部食道に異常を指摘された．
- 嗜好歴：喫煙；現在は禁煙．20〜40 歳の頃，20 本/日，飲酒；焼酎 2 合　毎日

Question

Q1　この内視鏡像から疑われる疾患は何か？
　　①異所性胃粘膜　②扁平上皮癌　③逆流性食道炎
　　④内視鏡治療後瘢痕　⑤食道カンジダ症

Q2　この病変の推定深達度は？
　　①非癌　②T1a-EP/LPM　③T1a-MM/T1b-SM1
　　④T1b-SM2　⑤T2

Q3　適切な方針は？
　　①禁酒して経過観察　②放射線化学療法　③2 週間以内に内視鏡的切除術
　　④約 1 ヵ月後に内視鏡的切除術　⑤外科手術

Q4　本患者での食道癌のリスク因子はどれか（複数回答）
　　①男性　②年齢　③同時性下咽頭癌
　　④飲酒　⑤喫煙

解法秘伝の極意

- まず表面性状の変化（凹凸不整・色調）を認識する．血管透見の消失も重要な所見である．腫瘍/非腫瘍の鑑別には領域性の有無に着目する．
- ヨード不染を示す病変として表在型食道癌，異所性胃粘膜，乳頭腫，食道炎などがあげられる．
- 癌であった場合の深達度診断は，通常内視鏡所見，NBI 拡大内視鏡所見を総合して行う．
- ヨード染色後は表層が脱落し，非腫瘍の再生上皮が癌の表面を被覆し，病変の形状（範囲）が著しく変化することがある．
- 食道癌の頻度は胃癌や大腸癌ほど高くはない．リスク因子を知ることで早期発見に役立てることができる．

1. 咽喉頭・食道の登竜門

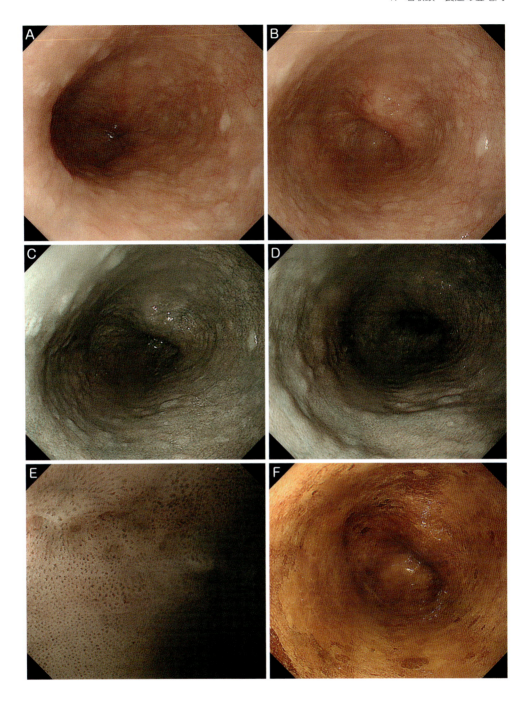

其の四 「消化器内視鏡の登竜門」〜精選症例クイズで開眼すべし！〜

Answer と解説

A1 ②

通常白色光で，切歯より 36 mm の胸部下部食道左壁に血管透見の消失した発赤調の平坦な病変を認める．表面の凹凸不整は目立たず，注意しなければ認識がしづらい（図 A, B）．

NBI 非拡大像は食道癌の発見に有用であることが報告されており，本病変も brownish area として認識されるがやや不明瞭である（図 C, D）．通常光では認識しづらいが NBI で brownish area として認識されている（図 D'）．NBI 拡大観察では拡張・蛇行・口径不同・形状不均一を満たす異常血管を認める（図 E）．ヨード染色では，brownish area に一致して不染帯として認識される（図 F）．

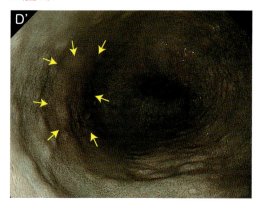

以上の所見より，扁平上皮癌と診断した．内視鏡下の生検で組織学的にも扁平上皮癌と診断された．

[鑑別診断のポイント]

①**異所性胃粘膜**：食道入口部から頸部食道にかけて認められることが多い．胎生期粘膜の遺残とされ，日本人の約 10% に存在するとされる．NBI では brownish area として認識され，食道表在癌と鑑別が必要である．表面構造は pit や villi 様構造など胃粘膜の腺管構造を認めることから鑑別することができる．

②**逆流性食道炎**：胃酸の逆流により生じる，食道胃接合部から口側への色調変化・粘膜傷害が特徴的な所見である．粘膜傷害は線状の発赤を典型として，重症例では全周性となることもある．ロサンゼルス分類が広く用いられている．

③**内視鏡治療後瘢痕**：壁の引きつれを伴った，白色調の領域として認識される．

④**食道カンジダ症**：軽症例では多発性に小さな白苔が少量付着しているのみであるが，重症例では食道全周が厚い白苔に覆われる．

A2 ②

通常光で血管透見の消失した領域として認識され，送気による病変の伸展性は良好である．明らかな隆起や陥凹として認識できず，肉眼型は 0-Ⅱb と診断した．0-Ⅱb 型の表在食道癌は 0-Ⅱa 型や 0-Ⅱc 型と比べて，深達度が浅い傾向にあることが報告されている[1]．NBI 拡大観察では日本食道学会拡大内視鏡分類を用いて診断する．病変内の乳頭内毛細血管（intrapapillary capillary loop：IPCL）に着目し，"拡張"，"蛇行"，"口径不同"，"形状不均一" を認める血管を Type B 血管とする．本症例では 4 徴を満たすが，ループ構造は保たれており，Type B1 血管と診断した．拡大内視鏡分類を用いることで，推定深達度に関する情報を得ることができる．通常所見，拡

大内視鏡所見と合わせて深達度はT1a-EP/LPMと診断した.

A3 ④

臨床的にT1a-EP/LPMと診断された病変は,リンパ節転移リスクがほぼない内視鏡的切除で根治できる可能性が高いため,EMR・ESDの絶対的適応とされている.一方,深達度が粘膜筋板に達した病変(T1a-MM)や粘膜下層へわずかに浸潤する病変(T1b-SM1)のリンパ節転移率は10〜20%前後であり,EMR・ESDの相対適応となる.ただし,R0切除ができることが前提であり,切除後の病理診断での深達度,脈管侵襲に応じて追加治療を考慮する[2].

T1b-SM2以深の病変では内視鏡的切除の適応はなく,リンパ節郭清を伴う外科的切除術または放射線・化学療法など進行癌に準じた治療法が必要となる.本症例の推定深達度はT1a-EP/LPMでありEMR・ESDの絶対的適応考えられ,1ヵ月後にESDを行った.ヨード染色後は再生上皮により不染域が不明瞭となり,内視鏡治療時に範囲診断が難しくなることがある.精査から治療まで3〜4週間は期間をあけることが賢明である.

A4 ①②③④⑤すべて

疫学的な知識を活用し,ハイリスク集団を絞り込むことが,特に有病率の低い疾患に関しては重要である.食道癌は60〜70歳代の男性に多いとされる.食道癌症例の他臓器重複癌は同時・異時を含めて約20%に認められ,胃癌,咽頭癌の順で多い.頭頸部癌の側からでは重複癌は約15%で食道が最も多かったと報告されている[3].食道癌の危険因子は飲酒と喫煙とされており,特にその両者を併用することで相対的にリスクが増加する.

最終病理診断

扁平上皮癌, 16×16mm, 0-Ⅱb, pT1a-LPM, INFa, ly(−), v(−), pHM0, pVM0

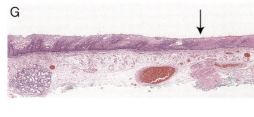 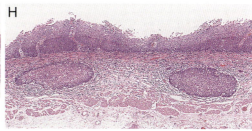

組織学的に扁平上皮癌と非腫瘍上皮の境界は明瞭であるが(図G矢印),厚みはほとんど差が見られない.この部分では腫瘍は上皮内にとどまっている.

腫瘍の大半は上皮内に限局していたが,一部に粘膜固有層(LPM)までの浸潤を認める(図H).

文献
1) 門間久美子ほか. 胃と腸 2011; **46**: 650-663
2) 日本食道学会(編). 食道癌診療ガイドライン2017年版, 金原出版, 2017
3) 日本頭頸部学会(編). 頭頸部癌診療ガイドライン2013年版, 第2版, 金原出版, 2013

[居軒和也・阿部清一郎・小田一郎]

Case 8

患者プロフィール

- 70歳，男性
- 胸やけを主訴に上部消化管内視鏡検査を受けた際，下部食道に異常を指摘された．
- 嗜好歴：喫煙：10本/日×35年，飲酒：焼酎1合/日×40年

Question

Q1　この内視鏡像から疑われる疾患は何か？
　　①食道粘膜下腫瘍
　　②Barrett食道腺癌
　　③逆流性食道炎
　　④食道扁平上皮癌
　　⑤異所性胃粘膜

Q2　この病変に対する推奨される治療方針は次のうちどれか？
　　①ラジオ波焼灼術
　　②内視鏡的切除術（EMR，ESD）
　　③外科的切除術
　　④放射線療法
　　⑤経過観察

解法秘伝の極意

- Barrett食道において表在癌を発見するには，発赤・前～右壁・凹凸に留意すべし．
- 粘膜筋板の二重構造を認める場合，Barrett食道の粘膜内癌は3つに亜分類される．
- 病型が表面型(0-Ⅱb)であれば，粘膜内癌である可能性が高い．
- 粘膜内癌であれば，リンパ節転移のリスクは極めて低く，内視鏡的切除術のよい適応となる．

1. 咽喉頭・食道の登竜門

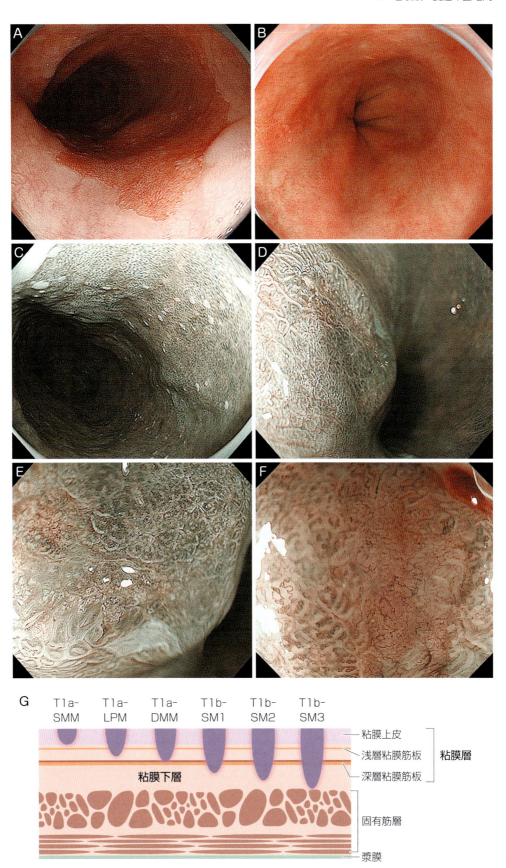

Answerと解説

A1 ②

　胃から食道に連続する円柱上皮を全周性6cm 最大長7.5cm（C6.0/M7.5）の範囲で認められ，LSBE（long segment Barrett's esophagus）（図A, B）であり，Barrett食道に特徴的とされる扁平上皮島が散見される（図C'矢印）．切歯列より38cmの胸部下部食道10時方向に12mm大の辺縁隆起を伴う浅い発赤調の陥凹性病変を認める（図B'矢印）．

　通常白色光では病変の境界はやや不明瞭であるが，NBI拡大像（中拡大）ではdemarcation lineとともに，その病変側では粘膜模様の微小化（一部，不明瞭化・消失）が認められる（図D', E'）．

　強拡大のNBI内視鏡像では，粘膜模様の消失した陥凹部において，口径不同を伴う異常血管がnetwork patternを示す像を認める（図F）．以上より，LSBEに発生した分化型腺癌（12mm大，0-Ⅱc）を考えたい．

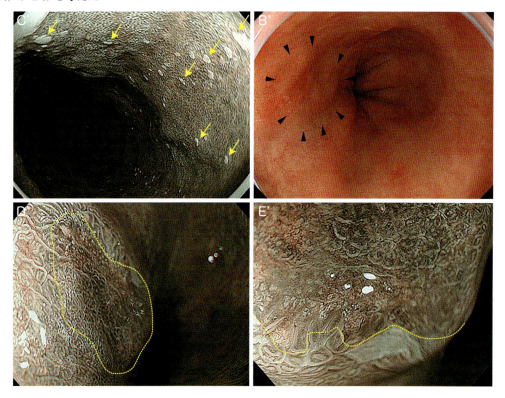

　われわれの行った175病変のBarrett食道表在癌に対する臨床病理学的解析では，大多数の病変（90%）が発赤調を呈し，8割弱が前壁〜右側壁に局在し，軽度の隆起または陥凹（0-Ⅱa or Ⅱc）を示した[1]．よって，Barrett食道を通常内視鏡で観察する際には，発赤・前〜右壁・わずかな凹凸の3点に留意しつつ早期癌検出に努める．

　消化管悪性腫瘍の治療方針を検討するうえで，リンパ節転移と相関する深達度は極めて重要である．まずは，Barrett食道腺癌の深達度分類を理解しておく必要がある．Barrett食道では粘膜筋板が二重構造を示すことが多く，それぞれ浅層筋板（SMM）と深層筋板（DMM）と呼称される．それに伴い粘膜癌（T1a）がT1a-SMM，T1a-LPM，T1a-DMMの3つに分類されることが，通常の食道扁平上皮や胃の粘膜癌とは異なる（図G）．このようにBarrett食道特有の複雑な壁構造に加え，慢性炎症による炎症細胞浸潤・リンパ濾胞の増生なども加わるため，Barrett食道癌

に対する超音波内視鏡の深達度診断精度は高くない．通常内視鏡像（病型）と深達度との関係を示す報告は散見され，隆起型（0-Ⅰ）では粘膜下浸潤癌（T1b）が多く，表面型（0-Ⅱ）の多くは粘膜内癌（T1a）である[1,2]．本病変は浅い陥凹（0-Ⅱc）を示す比較的小さな病変（10 mm大）で，壁変形や襞集中など伸展不良の所見はなく，壁肥厚所見もないことから，粘膜内癌（T1a：深層粘膜筋板までにとどまる癌）と推測される．

A2　②

国内の多施設検討ではDMMまでにとどまるT1a病変にリンパ節転移はなく，欧米におけるメタ解析でもT1a病変のリンパ節転移率は5％に満たない（4.7％）．さらに，最近の国内多施設検討[3]において，大きさ3 cm以下・脈管侵襲陰性・低分化腺癌成分のない症例ではSM 500 μmまでのBarrett食道癌ではリンパ節転移を認めかった．Barrett食道腺癌における内視鏡治療の適応はいまだ確立されていないものの，本病変は推定深達度T1aで内視鏡的に切除可能と考えられる．切除標本が得られることができれば組織学的深達度が確認できるメリットがあり，治療方針としては②が最も適切と考えられる．①は欧米で盛んに行われているが，日本では未承認である．また，腺癌に対しては深達度など組織学的所見を確認するため，視認可能となる病変を内視鏡的に切除したあと，残存Barrett粘膜に対しては①を行うのが一般的である．③は被検者への侵襲が甚大であり，本症例のごとくリンパ節をはじめ転移リスクの極めて低い病変に対して推奨される治療法ではない．一般的にBarrett腺癌は扁平上皮癌と比較して放射線療法に対する感受性が低く，本症例のように粘膜内にとどまり根治的局所切除が可能と考えられる病変に対する治療法として④は不適切である．

以上より，本症例に対してESDを施行した．切除標本の病理診断は以下のとおりであり，リンパ節転移のリスクは極めて低いと考えた．術後30ヵ月が経過した現在，無再発生存中である．

最終病理診断

0-Ⅱc型，9×3 mm，tub1（in the Barett esophagus），pT1a-DMM，ly（-）（D2-40），v（-）（VB），pHM0（1.0 mm），pVM0（0.1 mm）（図H）

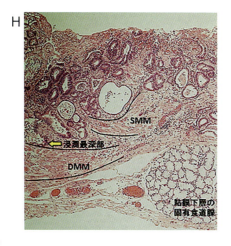

文献

1) Goda K et al. Dig Endoscopy 2013; **25** (Suppl 2): 146-150
2) Pech O et al. Endoscopy 2007; **39**: 588-593
3) Ishihara R et al. J Gastroenterol 2017; **52**: 800-808

［西本正幸・郷田憲一・井上晴洋］

先達の苦い経験から学ぶ～咽喉頭・食道編～

症例は 60 歳代の男性．特記すべき自覚症状はなく，既往歴は胃癌術後，食道癌にて食道亜全摘術後，結腸再建術後．残存食道の食道表在癌に対する EMR を施行している（pT1a-LPM, ly（－），v（－），pHM0, pVM0 で治癒切除）．

食道癌術後に 1 年ごとの上部消化管内視鏡検査を施行しており，術後 X 年後の内視鏡検査では残存食道には EMR 後の瘢痕を認めるのみでヨード染色にて不染帯を認めなかった（図 1）．その 1 年後に施行した上部消化管内視鏡検査にて，頸部食道左壁の EMR 後瘢痕から離れた口側に中心に陥凹を伴う隆起性病変を認め（図 2），NBI 拡大観察では中心部に B-2 血管を認めた（図 3）．同部

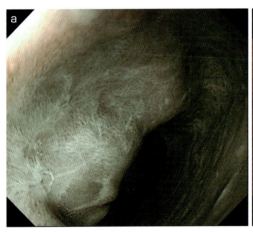 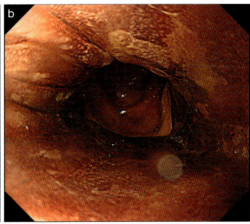

図 1　術後 X 年
a：NBI 観察（EMR 後瘢痕）
b：ヨード染色
明らかな腫瘍性病変を認めない．

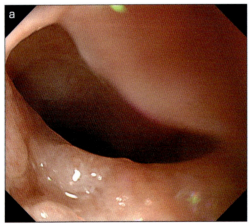 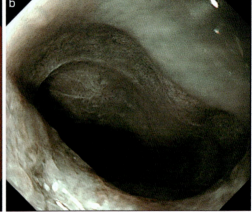

図 2　術後 X＋1 年
a：白色光観察
b：NBI 観察
EMR 後瘢痕の口側の頸部食道左壁に中心に陥凹を伴う隆起性病変を認めた．

1. 咽喉頭・食道の登竜門

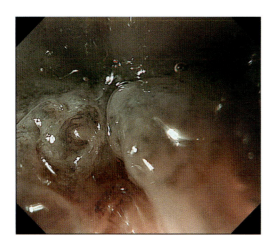

図3　同部位のNBI拡大観察
観察範囲内ではB-2血管を認めた.

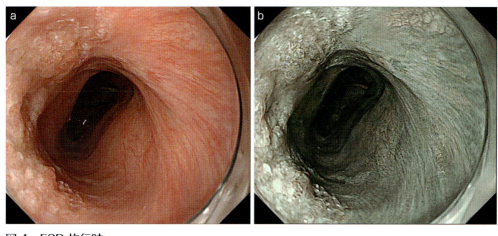

図4　ESD施行時
a：白色光観察
b：NBI観察
病変は凹凸が目立ち，NBIではbrownish areaを呈する.

位からの生検結果はSCCであった．全身麻酔下でESDを行う方針とし治療前に詳細に観察したところ，病変は凹凸が目立ち，病変口側は食道入口部まで伸展していた（図4，図5）．ESDにて病変を一括切除したが，組織学的には粘膜下層深部まで扁平上皮癌の浸潤像を認め，垂直断端が陽性であった（23×20 mm, 0-Ⅱa＋Ⅱc, pT1b-SM2, ly（−），v（−），HM0, VM1）（図6〜8）．ESD後に根治的化学放射線療法を施行し，現在無再発生存中である．

　本症例は食道癌術後，残存食道癌EMR後の経過観察中に頸部食道に半周性に及ぶ粘膜下層深部浸潤癌を認めた．異時性多発食道癌のハイリスク症例であり，前年度にはNBI，ヨード染色後の観察を施行したが，頸部食道癌を指摘し得なかった．臨床経過からは，前回内視鏡施行時に病変を見落とした可能性がある．頸部食道，特に食道入口部は生理的狭窄部位であり，観察スペースが狭くかつ接線方向の観察となりやすい．さらに頸部食道は観察中にスコープの刺激による咽頭反射を誘発しやすい部位であり，観察が非常に困難なことがある．特に内視鏡挿入時は咽頭反射により条件が悪く観察不十分となりやすい．

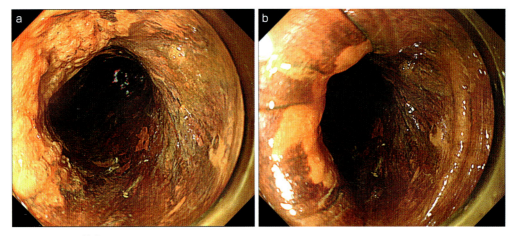

図5 ヨード染色
病変は半周性の隆起製病変で，口側は食道入後部まで伸展していた．

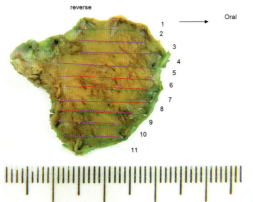

図6 ESD切除標本　マッピング

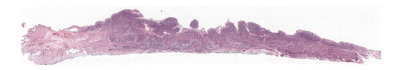

図7 病理組織像
広範に粘膜下層を示す扁平上皮癌である．組織学的にも表面の凹凸が目立つ．

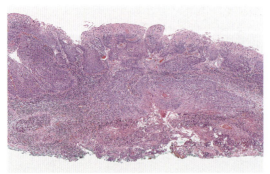

図8 病理組織像
粘膜下層への浸潤部で腫瘍が深部断端に露出している．

頸部食道を見落としなく観察するためには，胸部食道の観察後に内視鏡スコープをゆっくり引き抜きながらNBIで観察を行う必要がある．少しでも観察条件を改善するために鎮静の使用，被検者の息止め，送気をしながらの観察を行うことは重要な工夫である．

　本症例のような食道癌術後，内視鏡治療後，あるいは頭頸部癌症例においては特に異時性多発のリスクが高いため，頸部食道の観察が不十分であれば次回検査時に鎮静薬，鎮痛薬投与を行う，必要に応じて再検査を相談するなど，より慎重な対応が求められる．

［阿部清一郎・小田一郎］

其の四　「消化器内視鏡の登竜門」～精選症例クイズで開眼すべし！～

2 胃・十二指腸の登竜門

Case 1

患者プロフィール

⊙ 86 歳，男性
⊙ 近医で施行された上部消化管内視鏡検査にて，胃体下部前壁大彎に隆起性病変を指摘され精査目的に紹介受診となった．
⊙ *H. pylori* IgG 抗体：陽性

Question

Q1 本病変の肉眼型は？
　①0-Ⅰ型または0-Ⅱa型
　②0-Ⅱb型
　③0-Ⅱc型
　④0-Ⅱa+Ⅱc型

Q2 通常内視鏡，色素内視鏡所見から鑑別すべき疾患はどれか．すべて選べ．
　①胃腺腫
　②高分化型腺癌
　③低分化型腺癌
　④粘膜下腫瘍

Q3 病変部からの生検が施行され，病理結果は腺腫（Group3）であった．治療方針は？　すべて選べ．
　①経過観察
　②EMR
　③ESD
　④外科手術

解法秘伝の極意

⊙ ①大きさ，②色調，③表面性状に着目する．
⊙ 腫瘍径 20mm 以上，発赤調，陥凹成分や丈の高い隆起，粗大結節状表面を認めた場合には癌を疑う必要がある．

2. 胃・十二指腸の登竜門

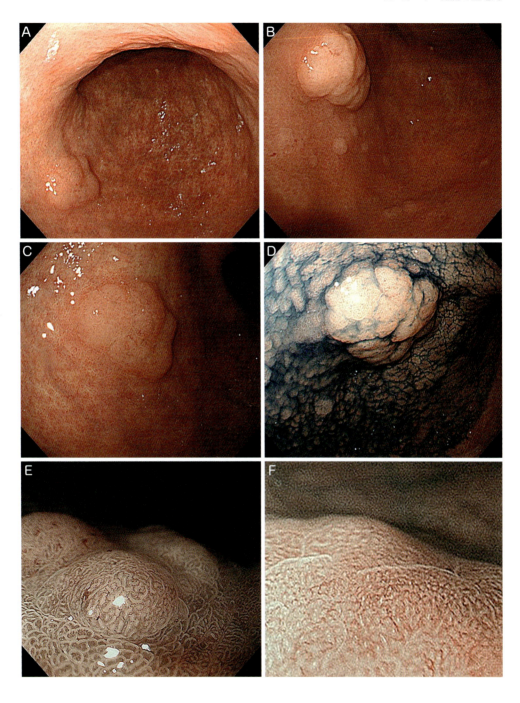

其の四 「消化器内視鏡の登竜門」～精選症例クイズで開眼すべし！～

111

Answer と解説

A1 ①

「胃癌取扱い規約（第15版）」[1]では，0-Ⅰ型と0-Ⅱa型の区別は隆起の高さが2mmまでのものを0-Ⅱa型とし，それを超えるものを0-Ⅰ型とする，と記載されている．本病変は空気量の違いにより高さが変化し明確に区別することは難しい．したがって肉眼型は0型（表在型）腫瘍のうち0-Ⅰ型または0-Ⅱa型とする．

A2 ①②

通常白色光の遠景像（図A, B）で，胃体下部前壁に褪色調で境界明瞭な約20mm大の扁平隆起性病変を認める．周囲粘膜は萎縮し，白色調の平坦隆起（図B' 黄色矢印）が多発していることから腸上皮化生を伴っていることがわかる．

隆起性病変を判断する場合，まずは上皮性か非上皮性かの鑑別が必要となる．インジゴカルミン撒布像（図D'）で隆起の基部は急峻な立ち上がりで周囲とは明らかに異なる表面構造を呈しており上皮性腫瘍と診断できる．

病変肛門側反転視からのNBI拡大観察（弱拡大観察）像では周囲粘膜は萎縮によりvilli様構造を呈している．病変部は隆起部分に一致してtubularな表面構造を呈しておりdemarcation line（図E' 黄色矢印）が確認できる．

肉眼的に隆起型胃癌のほとんどは分化型（高分化型腺癌，中分化型腺癌，乳頭状腺癌）であり，低分化型が隆起形態を示すことはまれである．

以上より病変はH. pylori感染胃で腸上皮化生を伴う萎縮粘膜を背景に発生した上皮性腫瘍であり，扁平褪色調隆起を呈する病変として胃腺腫と高分化型腺癌が最も疑われ，鑑別すべき病変となる．

胃腺腫は「胃癌取扱い規約（第15版）」[1]で胃の良性上皮性腫瘍とされ，腸型と胃型に分類されるが，そのほとんどは腸型で胃型形質であることはまれである．腸型腺腫は肉眼的に褪色調の扁平隆起を呈するものが多い．

通常内視鏡による胃腺腫（腸型腺腫）と高分化型腺癌の鑑別ポイント[2]を示す．

①腫瘍径：一般に胃腺腫では腫瘍径20mm以上の大きさの場合，癌の可能性が高いとされる．

②色調：色調の判定はインジゴカルミン液を撒布する前に行う．胃腺腫の色調は背景粘膜に比較し褪色調である場合が多い．一方，発赤を有するものは癌である可能性が高いとされてい

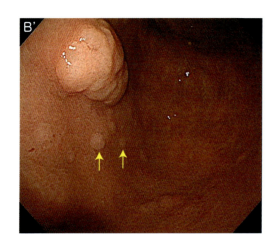

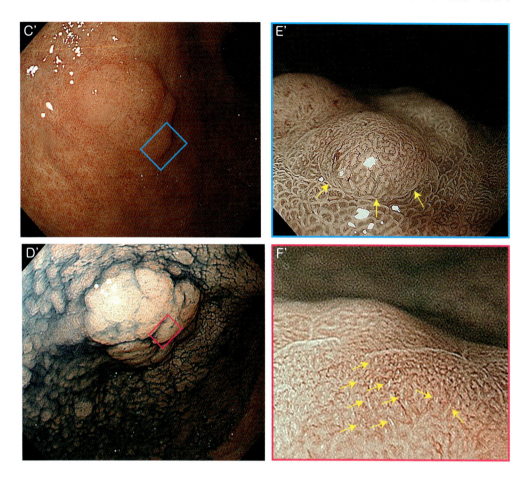

る.
　③表面性状：表面性状の判定はインジゴカルミン液を撒布したあとに行う．胃腺腫の表面性状は一般的に均一である．一方，陥凹成分を伴う 0-Ⅱa+Ⅱc 病変，丈が高い隆起，粗大結節状表面があった場合には癌の可能性が高まる．
　④経時的変化：胃腺腫の多くは長期にわたって経過観察しても病変の大きさや性状がほとんど変化しない．一方，経過観察中に増大傾向や形状変化を認める場合には癌の可能性を考慮する必要がある．
　上記でも鑑別が困難な場合には NBI 併用拡大内視鏡を積極的に用い，表面構造（microsurface pattern）あるいは微細血管構造（microvascular pattern）の不整像を検索することが望ましい．
　本症例の病変中央部の NBI 拡大観察（強拡大観察）像ではスリット状の腺開口部（crypt opening：CO）が多数確認でき，腺腫の所見である（図 F'）[3]．

A3　①③

　本症例の生検診断は Group 3（腺腫）であった．
　胃腺腫の取り扱いに関するガイドラインは確立しておらず，胃腺腫を内視鏡治療の適応病変とするか否かは施設により様々である．
　ただし，生検で胃腺腫と診断された病変でも前述のように①腫瘍径が 20mm を超える病変，②発赤調の病変，③陥凹や丈の高い隆起を伴う病変，④経時的に増大傾向や形状変化を認める

病変は癌である頻度が高いことが報告されている．よってこの条件に該当する胃腺腫に対しては診断的内視鏡的切除を行ってもよいと考えられる．

　前述所見がなく，生検でも腺腫と診断され経過観察を選択する場合には，その後の癌化の可能性を念頭に置きながら，継続的な経過観察を行うべきである．また，胃腺腫を有する症例は高率に他部位に胃癌を合併することが知られており，腺腫の癌化に加えて他部位の胃発癌高リスク群という観点からも継続的な経過観察が重要である[4]．

　本症例においては病変が 20 mm と大きいこと，病変全体として癌も否定できなかったこと，患者の希望もあり，診断的治療目的に ESD で一括切除した．最終組織診断は gastric adenoma であった．

最終病理診断

gastric adenoma, 20mm×18mm

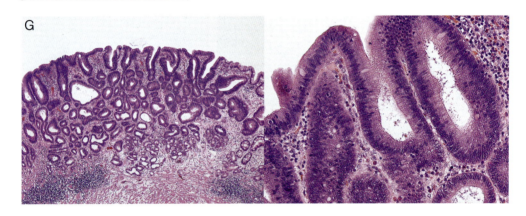

　高円柱細胞からなる管状構造が密に増殖している（図 G）．腫瘍腺管は病変の上層に存在し，下層には一部拡張を伴う既存腺管があり全体として二層構造を呈している．核は紡錘形で基底側におおむね規則正しく配列し極性は保たれている．腫瘍腺管に異常な分岐・吻合などの構造異型は乏しく，胃腺腫と診断された．

文献

1) 日本胃癌学会（編）. 胃癌取扱い規約，第 15 版，金原出版，2017
2) 赤松泰次ほか. 胃と腸 2014; **49**: 1806-1810
3) Kanesaka T et al. Dig Endosc 2014; **26**: 57-62
4) 大工原誠一ほか. 胃と腸 2014; **49**: 1850-1857

［田邊万葉・郷田憲一・井上晴洋］

Case 2

患者プロフィール

⊙70歳代，男性

⊙心窩部痛の精査目的に行った上部消化管内視鏡検査で，前庭部前壁に陥凹性病変を指摘された．

⊙血清 *H. pylori* 抗体価は陽性で，未除菌である．

Question

Q1　この内視鏡像から疑われる疾患は何か？
　　①胃良性びらん
　　②胃良性潰瘍
　　③早期胃癌 0-Ⅱc
　　④進行胃癌

Q2　まず最初に行うべき治療法は？
　　①*H. pylori* の除菌
　　②内視鏡的切除
　　③外科的切除

解法秘伝の極意

◉通常白色光観察で背景粘膜，境界の有無，病変の色調や表面性状を見て，上皮性・非上皮性から腫瘍・非腫瘍⇒腫瘍性なら良悪性の診断を進めていく．

◉悪性を疑うなら次に深達度診断を行う．

◉強い発赤，陥凹内結節，辺縁の粘膜下腫瘍様の隆起，台地状隆起，などの所見は，SM 浸潤を示唆する所見である[1~3]．さらに胃内の空気量を変えながら観察し，SM 浸潤を示唆する壁の伸展不良・肥厚の有無を観察する．

◉インジゴカルミンを撒布すると，表面性状(凹凸)がより明瞭となり，境界も，よりわかりやすくなる．

◉NBI 拡大で表面構造と血管構造を見る⇒表面構造(micro surface pattern：MSP)は pit もしくは villi 様構造について，形，大きさ，密度を見る．血管構造(micro vascular pattern：MVP)は口径不同，走行の不整有無などを見る[4]．

2. 胃・十二指腸の登竜門

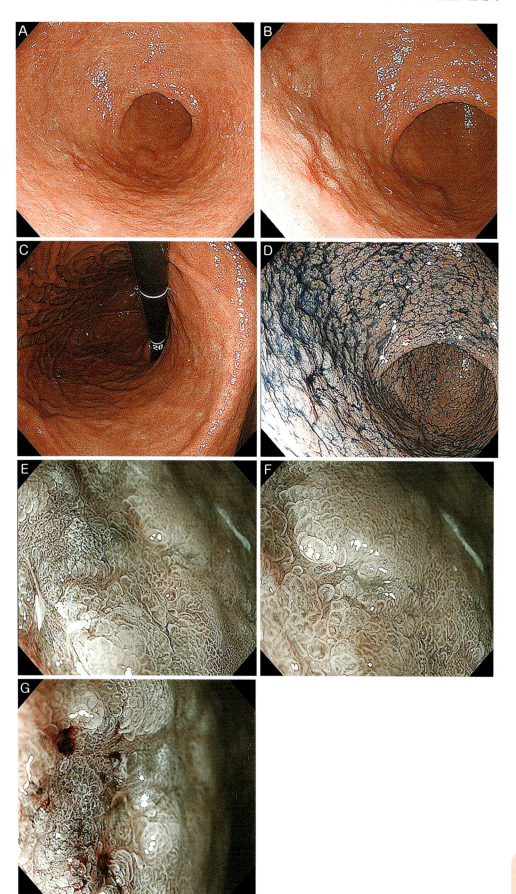

其の四 「消化器内視鏡の登竜門」〜精選症例クイズで開眼すべし！〜

Answer と解説

A1 ③

　背景粘膜はびまん性に発赤し，前庭部を中心に白色調の扁平隆起がびまん性に多発しており，腸上皮化生の存在がうかがわれる（図B'）．H. pyloriの慢性感染に伴う萎縮性胃炎である．

　まだら状の褪色調を呈する萎縮性変化は幽門前庭部から体中部小彎まで連続し，木村・竹本分類C-2の所見である（図C）．

　通常の白色光観察で，病変は前庭部前壁に10mm程度の境界明瞭で，辺縁隆起を伴い，発赤調を呈する陥凹性病変を認める（図A）．空気量を変化させ観察すると，中景（空気量中等量）（図A）・近景（空気量少量）（図B）では，壁は軟らかく変形し，伸展の所見はない．陥凹内部に明らかな潰瘍の形成や，結節状の隆起成分は見られない．インジゴカルミン撒布像では，辺縁隆起と浅い陥凹部がより明瞭に視認される（図D'黄点線枠内）．

　以上より，推定深達度Mの早期胃癌0-IIcを疑う所見である．

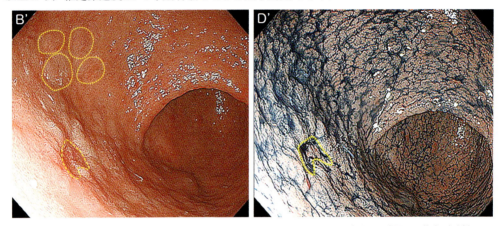

　NBI拡大観察では，辺縁隆起と陥凹の境界にはdemarcation lineを認め（図E'黄色点線），

　陥凹部は周囲に比し，表面構造は大小不同となっている．大小不同のvilli様構造（図F'赤矢印）のなかに走行不整な異常血管も認められる（図F'黄矢印）．

　陥凹の中央部付近では，表面構造はさらに小型化・密在している（図G'黄矢印）．

　表面構造の消失や未分化型に特徴的とされる血管構造（corkscrew pattern）を認めないことから，分化型腺癌と考えた[5]．大きさが10mm程度の陥凹型で，SM浸潤を示唆する所見（強い発赤，陥凹内結節，辺縁の粘膜下腫瘍様の隆起，台地状隆起など）[2,4]は認めない．また進展不良や壁肥厚の所見はなく，推定深達度はMと考えられた．

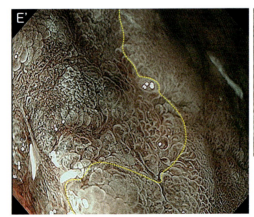
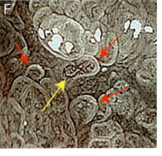

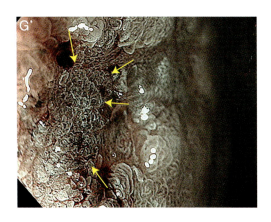

A2 ②

A1より，分化型胃癌，cT1a（M），UL（-），2cm未満と診断し，内視鏡的切除の絶対適応病変（胃癌治療ガイドライン第4版）と判断され，ESDを行った．*H. pylori*除菌療法のタイミングとして，内視鏡治療前に除菌を行った場合，病変の存在または範囲がわかりにくくなる場合があるため，除菌治療は内視鏡治療後に行う．本症例でも，ESD後，経過観察の内視鏡検査で，潰瘍が瘢痕化したことを確認したあとに，除菌治療を行った．

最終病理診断

L, Ant, 37×29mm, Type 0-Ⅱc, 12×10mm, tub2（moderately differenciated tubular adenocarcinoma）, pT1a（M）, pUL0, Ly0, V0, pHM0, pVM0.

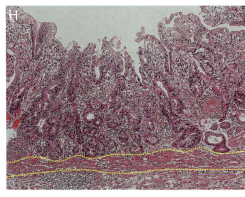
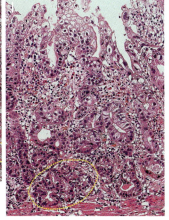

図Hの点線の間が粘膜筋板である．粘膜内に限局した異型腺管の密な増生を認める．管腔の小型化や，不規則に癒合する腺管構造が目立つことから（図I黄点線丸枠内），中分化型腺癌（tub2）と診断された．脈管侵襲，切除断端ともに陰性であり，治癒切除と考えられた（CurA）．

文献

1) 小野裕之ほか．胃と腸 2001; **36**: 334-340
2) 松浦倫子ほか．胃と腸 2015; **50**: 603-615
3) 斎藤裕輔ほか．胃と腸 2015; **50**: 485-497
4) 八尾建史．胃と腸 2012; **47**: 862
5) Nakayoshi T et al. Endoscopy 2004; **36**: 1080-1084

［上野明子・郷田憲一・井上晴洋］

Case 3

患者プロフィール

⊙60歳代，男性
⊙近医にて慢性胃炎で経過観察中，上部消化管内視鏡検査にて胃体部に不整な粘膜を認めため，生検を行うも悪性所見を認めず，精査目的にて紹介受診となった．

Question

Q1 通常内視鏡診断は？
①胃底腺ポリープ
②腺腫
③粘膜内癌
④粘膜下層浸潤癌

Q2 NBI併用拡大観察による診断は？
①非腫瘍性病変
②腺腫
③分化型癌
④未分化型癌

Q3 適切な治療法はどれか？
①経過観察
②EMR
③ESD
④外科治療

解法秘伝の極意

◉通常観察では，上皮性病変の腫瘍と非腫瘍を鑑別するために，領域の有無と表面性状を視る．また，背景粘膜と病変部位を確認し，色調や表面構造を視て鑑別を行う．
◉NBI併用拡大観察では，境界の有無，表面構造（形の不整，大小不同，配列の規則性），血管構造（口径不同，走行不整，networkの有無）をよく観察し，非腫瘍・腺腫・癌の鑑別を行う．

2. 胃・十二指腸の登竜門

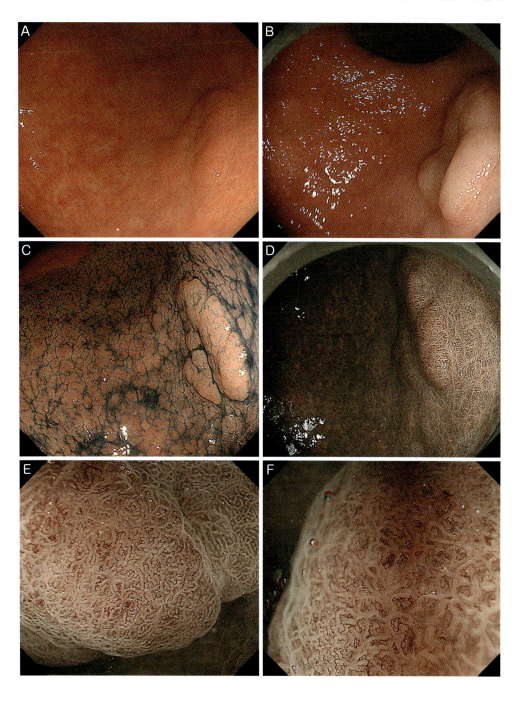

其の四 「消化器内視鏡の登竜門」～精選症例クイズで開眼すべし！～

Answer と解説

A1 ③

通常内視鏡観察にて，胃体下部後壁に約 20 mm 大の正色調の扁平隆起性病変を認める（図 A，B）．インジゴカルミン撒布による色素内視鏡では病変境界がより明瞭となり，表面性状はやや不均一で，辺縁はやや分葉状であるが，扁平隆起内に明らかな陥凹・粗大結節は伴わない（図 C）．表面構造不均一な隆起が領域性を持って認められるため，上皮性腫瘍と判断し，背景胃粘膜が萎縮性粘膜であることから，分化型癌を疑う．腺腫と分化型癌を内視鏡的に鑑別することは難しい場合があるが，腺腫は表面性状が平滑または均一顆粒状で，褪色調を呈することが多いのに対し，この隆起性病変は正色調で，表面性状がやや不均一であることから，分化型癌と判断する．扁平隆起内に明らかな陥凹・粗大結節・びらん・発赤などの SM 浸潤を示唆する所見はなく，M 癌と判断した．肉眼型は隆起の丈が 2 mm 以下であることから，0-Ⅱa 型（表面隆起型）とする[1]．

[鑑別診断のポイント]

①胃底腺ポリープ：*H. pylori* 感染陰性の萎縮のない胃底腺領域に発生し，背景胃粘膜と同色調を呈することが多い．肉眼型は山田・福富分類のⅡ，Ⅲ型で，大きさは 5 mm 前後が多い．

②腺腫：丈の低い扁平隆起で，表面性状は平滑で均一，色調は白色〜同色調を呈し，大きさは 20 mm 以下が多い．

③粘膜内癌：表面性状は不均一で，正色調から発赤調を呈することが多い．結節の大小不揃いが目立つ，中心陥凹がある，表面粘膜にびらん・発赤が見られ粗糙を伴う場合は SM 浸潤を疑う[2]．

A2 ③

NBI 併用拡大観察では，病変部に大小不同かつ形状不整な villi 様構造を認め，微小血管構造は走行不整であることから分化型癌と診断した[3]（図 D〜F）．

A3 ③

以上の診断過程により，type 0-Ⅱa, 20 mm, tub1, cT1a（M）と臨床診断し，内視鏡的切除の絶対適応病変と判断した[4]．切除標本による正確な病理組織学的診断が必須であるため，一括切除できる病変であることが原則であり，病変が 10 mm を超えると，EMR による一括切除率が

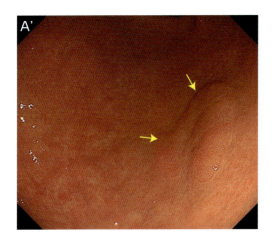
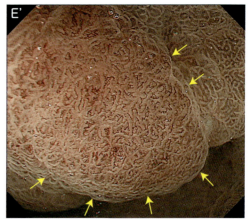

ESDと比し有意に低下することが報告されているため，ESDによる一括切除を選択した．また，ESD後には異時性多発胃癌の再発予防を目的とした *H. pylori* 除菌治療を行うことが推奨されている[1]．

最終病理診断

M, Post, 38×30mm, Type 0-IIa, 18×15mm, tub1, pT1a（M）, pUL0, Ly0, V0, pHM0, pVM0

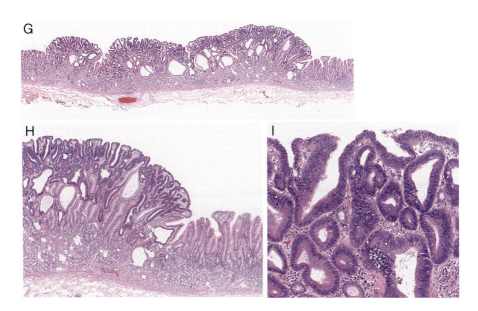

腫瘍は粘膜表層に限局した高分化管状腺癌である（図G）．深部には一部囊胞状に拡張した非腫瘍腺管を認める（図H）．不整の目立つ管状の増殖を示す低異型度の腺癌で，極性は比較的保たれている（図I）．

先輩ドクターからの金言

「継続は力なり」（住岡夜晃）

文献

1) 日本胃癌学会（編）．胃癌取扱い規約，第15版，金原出版，2017
2) 小野裕之ほか．胃と腸 2001; **36**: 334-340
3) 小山恒夫ほか．胃と腸 2011; **46**: 933-942
4) 小野裕之ほか．Gastroenterol Endosc 2014; **56**: 310-323

［中村佳子・阿部清一郎・小田一郎］

Case 4

患者プロフィール

⊙ 76 歳，男性
⊙ 胃もたれを主訴に近医で上部消化管内視鏡検査を施行し，異常を指摘された．
⊙ 既往歴なし．

Question

Q1 この内視鏡像から疑われる疾患は何か？（図 A, B：PPI 投与前，図 C～F：PPI 投与 3 週間後）
　①消化性潰瘍
　②胃癌
　③悪性リンパ腫

Q2 この病変の推定深達度は？
　①M（粘膜内）
　②SM（粘膜下層）
　③T2（固有筋層）以深

Q3 適切な治療法はどれか？
　①外科的切除術
　②EMR
　③ESD

解法秘伝の極意

◉胃の潰瘍性病変の鑑別には，消化性潰瘍，胃癌，悪性リンパ腫があげられるが，潰瘍の性状や上皮性変化の有無に注目して診断する必要がある．
◉0-Ⅱc 型・UL（＋）では，陥凹部の厚みや陥凹内の大小不同の結節，または無構造化などの SM 浸潤を示唆する所見に乏しく，壁の厚みを認めない場合に深達度 M 癌と考える．
◉分化型腺癌の 0-Ⅱc 型・UL1・深達度 M では，3cm 以下であれば ESD 適応になる可能性があるので，正確な範囲診断が重要である．

2. 胃・十二指腸の登竜門

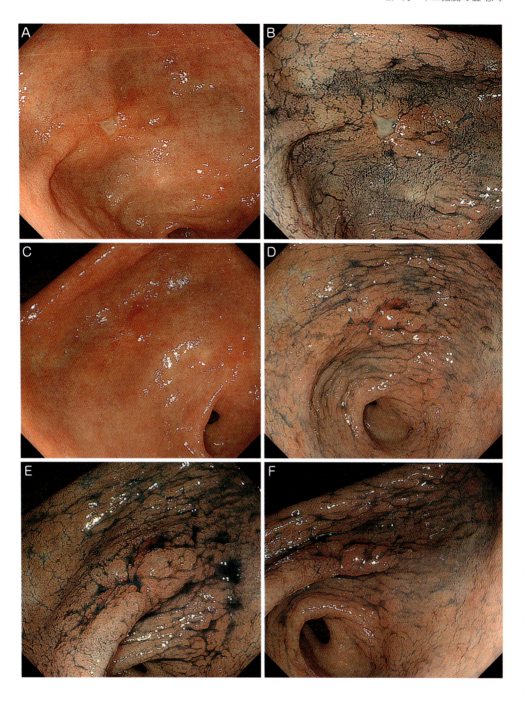

其の四 「消化器内視鏡の登竜門」〜精選症例クイズで開眼すべし！〜

125

Answer と解説

A1　②

　PPI 投与前の通常白色光では，前庭部小彎に萎縮粘膜を背景にして，中心に潰瘍を伴う発赤粗糙な粘膜を認める（図 A）．インジゴカルミンを撒布すると，潰瘍の辺縁は整で，その周囲に背景の胃粘膜模様と異なる，領域性のある粗糙な粘膜が認識される（図 B）．PPI 投与 3 週間後では，潰瘍は発赤調の再生性変化を伴い瘢痕化しており，その周囲に淡く発赤した粗糙な粘膜を認める（図 C）．インジゴカルミンを撒布すると，中心に潰瘍瘢痕を伴い，その周囲に領域性のある粗糙な粘膜を認める（図 D）．病変に近接すると，棘状変化を伴うなだらかな境界を呈する粗糙粘膜を認め，同部にインジゴカルミンがわずかにたまるため，陥凹性病変であることがわかる（図 E）．

　以上の所見から，潰瘍瘢痕を伴う胃癌が考えられ，潰瘍瘢痕周囲の発赤粗糙な陥凹部から生検を行った結果，高分化型腺癌が検出され，分化型 0-Ⅱc 型・UL1 と診断した．

　なお，分化型腺癌は，高齢の男性の萎縮粘膜を背景にした発赤主体の陥凹が多く，色調としては淡くくすんだ発赤であり，境界については，腫瘍が本来の胃の腺管を模倣しながら置換・膨張性に発育・伸展するため，棘状変化を伴うなだらかな境界を呈し，辺縁隆起を伴うものが多いといわれている．

［鑑別診断のポイント］

　①**消化性潰瘍**：性別は男性で，腺境界部，またはその萎縮側に発生することが多い．襞の集中は瘢痕中心に向かい，点状になることが多く，周囲には不整な粘膜（上皮性変化）を伴わない．潰瘍の特徴としては，潰瘍底が平坦で滑らか，白苔は均一で，活動期には浮腫状の軟らかい辺縁隆起を伴う．潰瘍辺縁は境界明瞭で蚕食像は見られない．

　③**悪性リンパ腫**：胃のリンパ腫は MALT（mucosa-associated lymphoid tissue）リンパ腫，びまん性大細胞型 B 細胞リンパ腫（diffuse large B-cell lymphoma：DLBCL）がその大部分を占める．内視鏡像は多彩であり，しばしば胃炎や胃潰瘍などの良性病変，あるいは胃癌との鑑別が困難な場合も存在する．潰瘍の特徴としては，厚い白苔を有し，白苔と辺縁粘膜の境界は比較的明瞭・整であり，大きな病変であっても軟らかく，胃壁の伸展性がよいことがあげられる．また，SMT 様の形態を呈することも特徴である．MALT リンパ腫では，境界不明瞭な不整な褪色や発赤を呈する症例があり，鑑別が難しい場合が存在する．

A2　①

　空気量が少し多めの通常白色光とインジゴカルミン撒布像では，潰瘍瘢痕への襞集中像をわずかに認めるが，壁伸展は良好で壁肥厚を認めない（図 C，D）．少し脱気すると襞の集中が目立つが，棍棒状肥大や癒合，壁肥厚は認めない（図 F）．また，近接でも陥凹内の大小不同の結節または無構造化の所見はなく（図 E），以上から SM 浸潤を示唆する所見に乏しいため，深達度は M と考える．

　なお，0-Ⅱc 型・UL1 の深達度診断の際には，SM 以深の浸潤を示唆する指標のうち，陥凹面の発赤は潰瘍による炎症性の発赤と，壁の硬化像は潰瘍瘢痕を伴う病変の線維化による壁硬化と，辺縁の隆起・膨隆像は活動性潰瘍を伴う病変周囲の炎症性浮腫と，各々鑑別が困難であるため，SM 浸潤を強く示唆する所見にはならないため注意が必要である．以上のように，潰瘍所見を伴う病変の深達度診断は難しく，質的診断の観点からも PPI などの制酸薬を投与し，消炎後に病変を再評価する必要があり，本症例では PPI 投与後に再度質的診断と深達度診断を行った．

A3 ③

「胃癌治療ガイドライン（第4版）」によると，3cm以下の分化型0-Ⅱc型・UL1・深達度Mについては，脈管侵襲（Ly, V）がない場合にはリンパ節転移の危険性が極めて低いため，内視鏡的切除術の適応になる可能性があるとしている．ただし，これらの病変はEMRでは不完全切除となる可能性が高いため，ESDを行うべきである．

最終病理診断

tub1, 28×16mm, Type 0-Ⅱc, T1a（M）, UL1, Ly0, V0, HM0, VM0

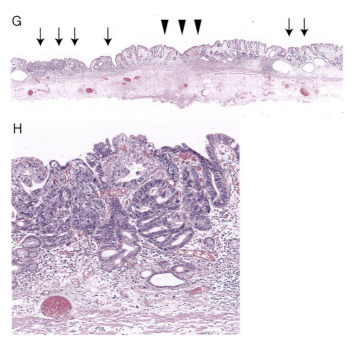

本症例にはESDが施行された．潰瘍瘢痕部（矢柱）を含む組織切片のルーペ像（図G）では，潰瘍瘢痕部は粘膜筋板の断裂と粘膜下層の線維化を伴うUL-Ⅱsの所見であり，潰瘍瘢痕部の表層は非腫瘍粘膜に被覆されていた．腫瘍（矢印）は粘膜内に限局しており，同部の弱拡大（図H）では，高分化型管状腺癌を認め，一部には癒合腺管状の中分化管状腺癌の成分も混在していた．

なお，日本臨床腫瘍研究グループ（Japan Clinical Oncology Group）において，分化型腺癌の適応拡大病変（①2cmを超える潰瘍がない分化型のcT1a，および②3cm以下の潰瘍がある分化型のcT1a）を対象とし，ESDの有効性と安全性を評価する多施設前向き試験（JCOG0607）が行われ，2017年にこれらの病変に対するESDの長期予後に関するエビデンスが示された．

文献

1) 鈴木晴久ほか．ピロリ菌陰性時代の上部消化管内視鏡．藤城光弘，小田一郎（監），山本頼正，角嶋直美（編），文光堂，2011: p.8-11
2) 岩井朋洋ほか．胃と腸 2017; **52**: 934-938
3) 日本胃癌学会（編）．胃癌治療ガイドライン2014年4月版．金原出版，2014
4) Hasuike N et al. Gastrointestinal Endoscopy Group of Japan Clinical Oncology Group (JCOG-GIESG): A non-randomized confirmatory trial of an expanded indication for endoscopic submucosal dissection for intestinal-type gastric cancer (cT1a): the Japan Clinical Oncology Group study (JCOG0607). Gastric Cancer 2017 [Epub ahead of print]

[鈴木晴久・小田一郎]

Case 5

患者プロフィール

⊙70歳代，女性
⊙貧血の精査目的で行った上部消化管内視鏡検査で前庭部後壁に褪色調領域を認めた．
⊙血清 *H. pylori* 抗体価は陰性．除菌歴なし．

Question

Q1 この内視鏡像から疑われる疾患は何か？
①黄色腫
②分化型胃癌
③未分化型胃癌

Q2 まずはじめに考える治療方針は？
①経過観察
②内視鏡的切除
③外科的切除

解法秘伝の極意

◉白色光観察で背景粘膜・境界を見る⇒背景粘膜の萎縮の有無．腫瘍の好発部位などを理解する（小さな未分化胃癌の特徴的内視鏡像として，背景粘膜は非萎縮性（本症例は外れているが），部位は胃底腺（M）領域，単発，褪色調陥凹，内部に発赤顆粒を伴う場合がある[1]）．

◉コントラスト法の特徴から，本症例のように表面構造の変化の乏しい病変では，インジゴカルミンを撒布すると逆に病変が不明瞭となることに注意する[1]（図G）．

◉腫瘍性かつ悪性（癌）が疑われた場合，NBI拡大所見で，組織型を類推する[2]．

◉未分化型癌の臨床的・病理学的特徴を知る⇒癌組織型別の発育進展様式を知れば，内視鏡像の理解が深まる（未分化型は粘膜深層の腺頸部を主体に進展する特徴を有するため，表層から確認できる粘膜に異常が反映されづらい）[3,4]．

2. 胃・十二指腸の登竜門

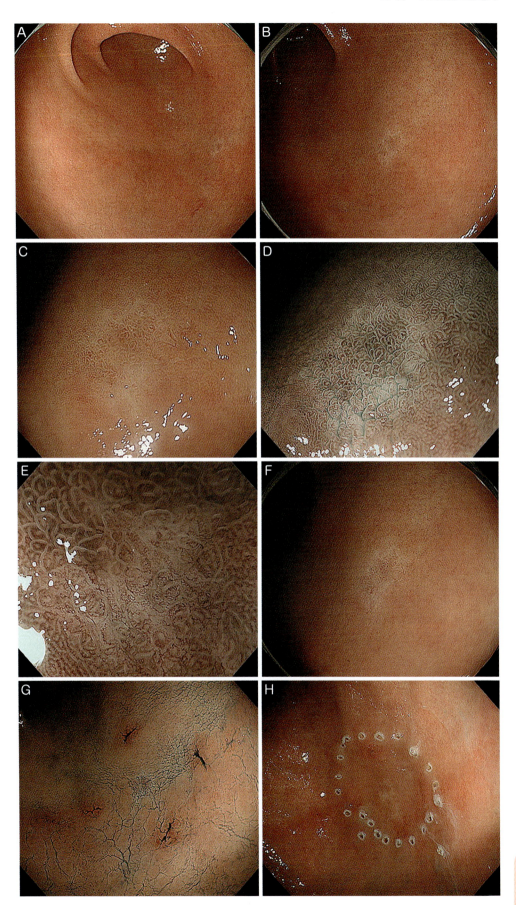

其の四 「消化器内視鏡の登竜門」〜精選症例クイズで開眼すべし!〜

129

Answer と解説

A1 ③

　通常白色光観察で，前庭部後壁に 10 mm 大の褪色調を呈する不整形の平坦型病変を認める（図 A'）．

　背景粘膜に萎縮はなく，病変は幽門腺と体部腺の境界領域に存在する．近接し，色調の変化に着目すると，病変は視認できるものの，周囲粘膜との境界はやや不明瞭である（図 B'）．

　さらに近接すると，褪色調領域（図 C' 青点線）内に淡く発赤調を示す部位も見られる（図 C' 黄点線）．

　単発の不整形・褪色調を示す限局性病変で，通常白色光観察では早期の未分化型胃癌を疑う[3]．中等度の NBI 拡大観察においては，背景粘膜と類似した表面構造が視認され，境界不明瞭で，明らかな腫瘍性変化はうかがわれない（図 D'）．

　病変口側の辺縁をさらに強拡大すると，口径不同を示しつつ不規則に屈曲・蛇行する縮緬（ちりめん）状血管パターン（corkscrew pattern）が見られ（図 E'），これらは未分化型癌に特徴的とされる．

　以上より，非萎縮粘膜を背景に発生した粘膜固有層までに限局する未分化型胃癌 0-Ⅱb と考えられた．術前生検の結果，組織学的に印環細胞を伴う低分化型腺癌と診断した．

　選択肢①の黄色腫は，*H. pylori* 感染に伴う胃病変のひとつで，持続する慢性炎症によって局所的に生じる組織破壊物を貪食した組織球の集簇である．貪食物が比較的脂質に富んでいるため

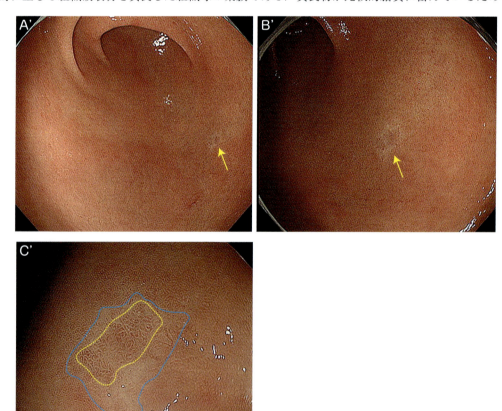

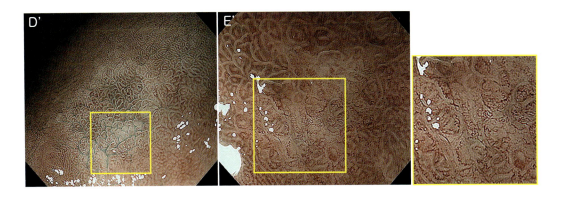

黄色調を呈するとされており，鑑別は容易である．本症例は，*H. pylori* 未感染胃であり，背景粘膜にも萎縮を伴わないことから，黄色腫を生じる可能性は極めて低い．

A2　②

A1 より，未分化型腺癌，cT1a(M)，UL0，2cm 未満と診断した．未分化型癌は基本的に内視鏡治療の適応から外れるが，2cm 以下の UL0 の未分化型 cT1a(M) については脈管侵襲 (Ly, V) がない場合にはリンパ節転移の危険性が極めて低いため，適応拡大病変（胃癌治療ガイドライン第 5 版）と考えられるとされており，本症例に対して，十分なインフォームドコンセントのもとに，ESD を行った．③の外科治療も選択肢とはなりうるが，より低侵襲である内視鏡治療を先行し，切除標本を評価したあとに追加治療について検討することが多くなっている．

Question

Q3　切除範囲の選択は？（図 F'）
　①青線
　②緑線
　③黄線

Q4　切除標本における根治性の評価は？（図 I）
　①治癒切除
　②適応拡大治癒切除
　③非治癒切除

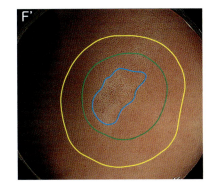

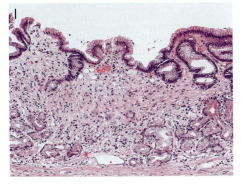

Answer と解説

A3 ③黄色線

　通常の白色光観察における褪色調領域と NBI 拡大で観察された腫瘍性変化の範囲はほぼ一致していた．しかし，低分化型腺癌では内視鏡観察のみで範囲診断を正確に行うのが困難な場合も少なくない．その理由として，比較的少量の腫瘍細胞が粘膜面に露出せず，粘膜深層の腺頸部を主体に進展した場合，表面構造の変化に乏しいため，内視鏡的な範囲診断の精度は低下する．よって，未分化型癌を内視鏡治療する場合は，分化型よりも広い十分なセーフティーマージンが必要である．一般的には，内視鏡的に観察される腫瘍境界から 5mm 以上外側で周囲 4 点生検を行い(図 G)，組織学的に非腫瘍とされた生検痕より外側にマーキングを置いて(図 H)，ESD を行う必要がある[5]．その後，十分に広いセーフティーマージン(10mm 程度，分化型の場合は 5mm 程度．この根拠は，組織学的に断端陰性とするセーフティーマージンは 10 腺管分，つまり約 2mm とされている．この外側にマーキングを置くため，約 5mm がマージンの目安となる．一般に未分化型腺癌は，これより更に外側に取るため，約 10mm のマージンが必要と考えられる[6,7]．

　よって，図 F'の黄色線で囲んだ部位が切除範囲として適切である．

A4 ②

　「胃癌治療ガイドライン(第 5 版)」に基づき，適応拡大治癒切除と判断した．十分なインフォームドコンセントのもと，ESD 後の治療方針アルゴリズム(図 J)に従って，第 1 回の腹部 CT を加えて慎重に経過観察をしている．本症例は治療後 3 年が経過した現在，無再発生存中である．

最終病理診断

　L, Post, 40×40mm, Type 0-Ⅱc, 9×7mm, Signet-ring cell carcinoma, pT1a (M), pUL0, Ly0, V0, pHM0, pVM0

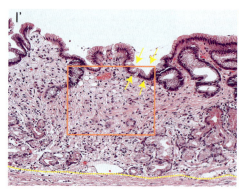 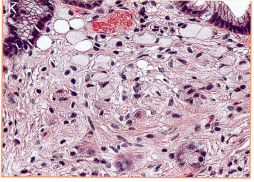

　図 I'に切除標本を提示する(図 I'の黄色点線；粘膜筋板)．黄色枠で囲った部分を拡大したものを図 K に示す．腫大した核の偏在，明るい胞体を有する印環細胞が非腫瘍性上皮で被覆されつつ(黄矢印)，腺頸部を主体に浸潤・増殖している．病変の大部分において，腫瘍細胞(印環細胞)が表面に露出していないことが内視鏡観察で色調の変化として存在診断できるものの，範囲診断が困難であった要因と考えられる．早期の印環細胞癌はしばしばこのような浸潤増殖像を

2. 胃・十二指腸の登竜門

J

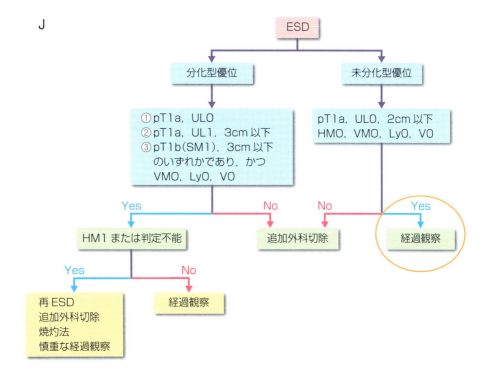

示すため注意が必要である．切除断端は水平・垂直ともに陰性であった．

先輩ドクターからの金言

「We only see what we know.」（Johann Wolfgang von Goethe）

文献

1) 佐野ひろみほか．Gastroenterol Endosc 2012; **54**: 3567-3573
2) Nakayoshi T et al. Endoscopy 2004; **36**: 1080-1084
3) 長南明道ほか．胃と腸 1996; **31**: 1483-1490
4) 平澤俊明ほか．Gastroenterol Endosc 2013; **55**: 1625-1632
5) 三宅直人ほか．胃と腸 2009; **44**: 42-50
6) 西上隆之ほか．胃と腸 2001; **36**: 1257-1264
7) 田邉　寛ほか．胃と腸 2006; **41**: 53-66

［上野明子・郷田憲一・井上晴洋］

Case 6

患者プロフィール

⊙57 歳, 男性
⊙検診での上部内視鏡検査にて体中部大彎に病変を指摘された.
⊙既往歴なし.

Question

Q1 組織型は？
　①分化型
　②未分化型

Q2 推定深達度は？
　①M
　②SM
　③MP
　④SE

Q3 適切な治療法は？
　①EMR
　②ESD
　③化学療法
　④外科手術

解法秘伝の極意

⦿未分化型の組織型は粘膜の色調（褪色調）や性状（断崖状の陥凹辺縁, 取り残し粘膜（インゼル））などの所見に着目する.
⦿深達度推定には送気像における壁の伸展性, 脱気像のおける病変の厚みに着目する.
⦿内視鏡治療の適応かどうかを判断する（UL の有無, 組織型の推定, 大きさ, 深達度を推定する）.

2．胃・十二指腸の登竜門

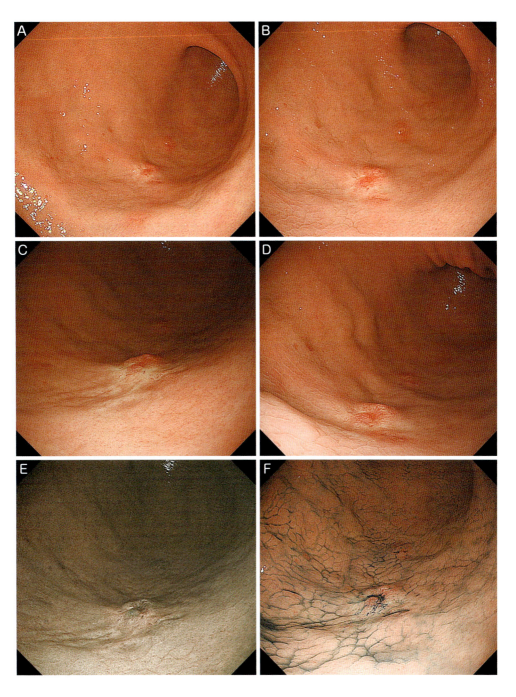

其の四 「消化器内視鏡の登竜門」〜精選症例クイズで開眼すべし！〜

135

Answer と解説

A1 ②

A2 ②

通常白色光では，体下部大彎に褪色調で一部発赤調の混在した陥凹性病変を認める(図A')．褪色粘膜であり組織型は未分化型を疑う．近接像では，褪色域の辺縁は隆起しており，またその立ち上がりはなだらかであり，境界は不明瞭である(図B～D)．腫瘍の浸潤による辺縁隆起を伴っていると考えられる．軽度脱気像では病変は空気量のよる形態変化がなく，硬さを認める(図D)．NBI観察でも病変は色調の異なる領域として認識されている(図E)．

インジゴカルミン撒布にて褪色調の領域では色調がマスクされ境界はやや不明瞭となる(図F)．

立ち上がりのなだらかな辺縁隆起，および脱気像による病変の変形が乏しく，厚みがあることから推定深達度はSMと考える．

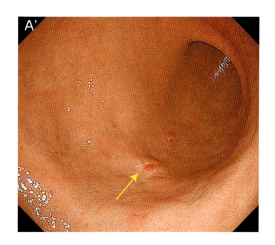

A3 ④

「胃癌治療ガイドライン(第4版)」[1]によると未分化型癌の内視鏡適応はUL(-)，2cm以下，深達度Mにとどまるものであり本症例は深達度SMと判断し内視鏡治療の適応なく外科手術を行う．

最終病理診断

M, Gre, Type 0-Ⅱc, 14×12 mm, sig/por, pT1b2（SM2）int, INFb, Ly0, V0, pN0（0/28）, pPM0, pDM0

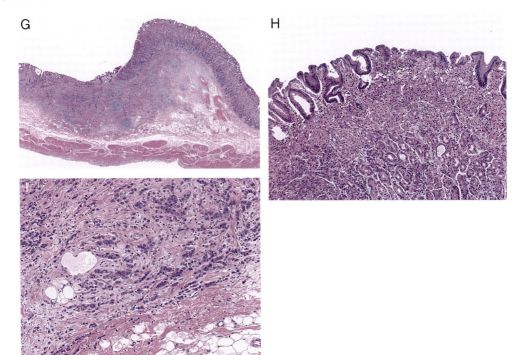

　辺縁隆起部に一致して粘膜下層深部に浸潤する腫瘍を認める（図 G）．
　辺縁の粘膜内には萎縮のない胃底腺の腺頸部を中心に増殖する印環細胞癌～低分化腺癌を認める（図 H）．
　粘膜下層では線維化を伴って個細胞性に浸潤する低分化腺癌を認める（図 I）．

文献
1) 日本胃癌学会（編）．胃癌治療ガイドライン，第4版，金原出版，2014

[市島諒二・阿部清一郎・小田一郎]

Case 7

患者プロフィール

- 83 歳，男性
- 検診での上部内視鏡検査にて胃体上部小彎から後壁に病変を指摘された．
- 既往歴：高血圧．

Question

Q1 通常観察およびインジゴカルミン撒布像における推定深達度は？

①M

②SM

③MP

④SE

Q2 適切な治療法は？

①EMR

②ESD

③化学療法

④外科手術

解法秘伝の極意

- 通常観察，色素観察においての深達度診断は送気像における壁の伸展性，脱気像における病変の厚み，また陥凹面の性状（色調，凹凸）や辺縁隆起の有無などに着目する．
- 同じ病変内にも性状の異なる領域が存在することがあるため，病変をくまなく観察するよう心がける．
- 内視鏡治療の適応かどうかを判断する（UL の有無，組織型の推定，大きさ，深達度を推定する）．

2. 胃・十二指腸の登竜門

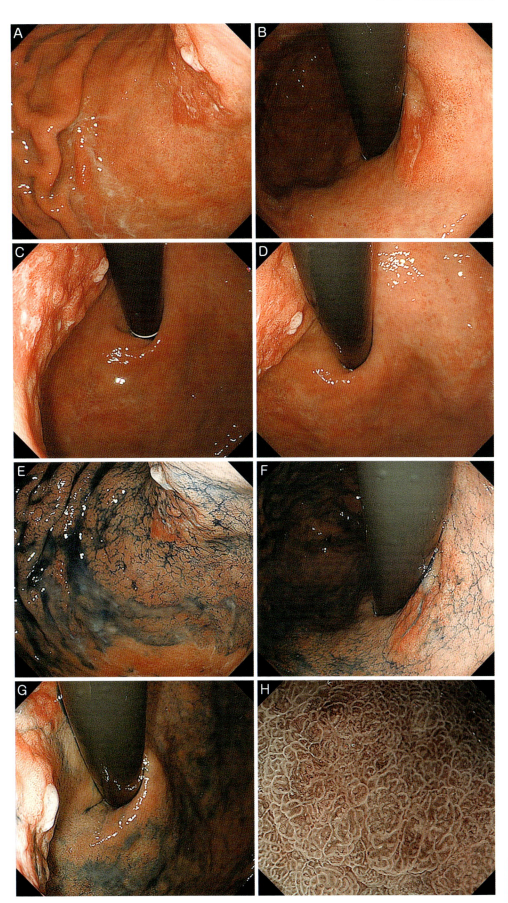

其の四　「消化器内視鏡の登竜門」〜精選症例クイズで開眼すべし！〜

139

Answer と解説

A1 ②

通常白色光では，体上部後壁に発赤調の陥凹性病変を認める（図 A）．反転観察では，肛門側よりでは病変の厚みはないが（図 B），口側では凹凸不整が目立ち，厚みがある（図 C, D）．インジゴカルミン撒布後の画像では，境界が比較的明瞭となり通常白色光と同様に肛門側と比較し口側では，病変の厚みを認め SM 浸潤を疑う（図 E〜G）．NBI 拡大観察では，demarcation line を認め，一部 network を形成するループ状の血管を呈し，形状は不均一で，その分布と配列もそれぞれ非対称，不規則であった（irregular microvascular pattern）．粘膜表面微細構造は大小不同な多角形の腺窩辺縁上皮を認めた（irregular microsurface pattern）（図 H）．

A2 ④

「胃癌治療ガイドライン（第 4 版）」[1] では深達度 SM2 である場合，サイズ，UL の有無にかかわらず内視鏡治療の適応なく外科手術が推奨されている．

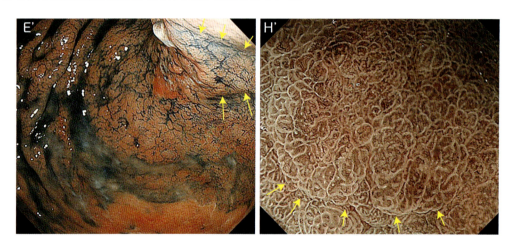

最終病理診断

U, Less, Type 0-Ⅱa+Ⅱc, 50×26 mm tub1 pT1b2（SM2, 2,400μm）int, INFb, Ly0, V1, pN0 (0/34), pPM0, pDM0

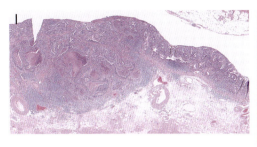
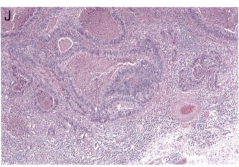
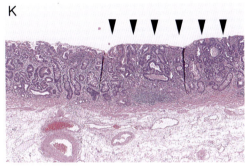

　腫瘍口側の病理像．炎症細胞浸潤を伴って粘膜下層に浸潤する腫瘍を認める（図I）．内視鏡で認められた病変口側の厚みに相当する所見である．
　浸潤部の拡大像．不規則な腺腔形成を示す高分化管状腺癌を認める（図J）．
　腫瘍肛門側の病理像．粘膜内に限局する高分化管状腺癌を認める（図K矢頭）．

文献
1) 日本胃癌学会（編）．胃癌治療ガイドライン，第4版．金原出版，2014

［市島諒二・阿部清一郎・小田一郎］

Case 8

患者プロフィール

- 74 歳，男性
- スクリーニング内視鏡で異常を指摘され精査・加療目的に紹介受診となった.
- 嗜好歴：喫煙；55 歳時に禁煙（20 本×35 年），飲酒：なし.
- 既往歴：高血圧，*H. pylori* 除菌後

Question

Q1 この内視鏡像から疑われる疾患は何か？
　①粘膜内癌
　②粘膜下層深部浸潤癌
　③進行癌
　④非腫瘍

Q2 図Bのうち病変の範囲として考えられるのはどれか？
　①青線
　②白線
　③黄線
　④緑線

Q3 適切な治療法はどれか？
　①外科的切除術
　②内視鏡的切除術
　③経過観察

解法秘伝の極意

- 除菌歴の有無について確認する.
- 病変部位を確認する. 背景粘膜を観察する.
- 表面性状の変化（色調・凹凸など）とその領域性（境界）を診る.
- 色素内視鏡（インジゴカルミン撒布）により領域性（境界）を診る.
- NBI 拡大観察を診る.
　⇒非癌 vs. 癌の診断.

2. 胃・十二指腸の登竜門

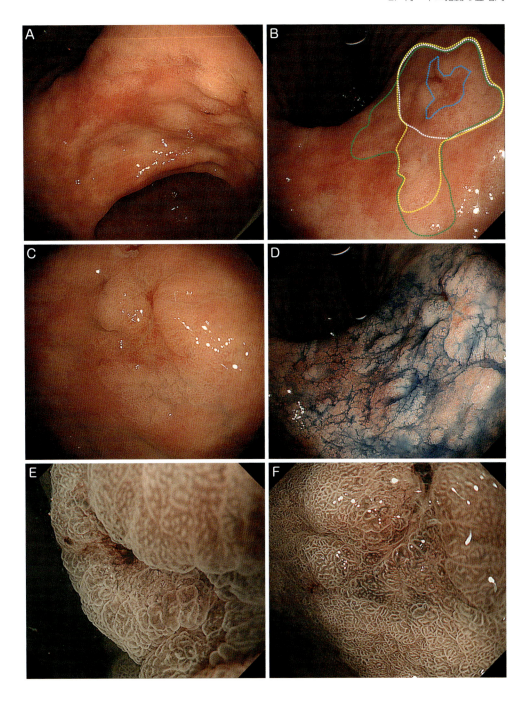

其の四 「消化器内視鏡の登竜門」〜精選症例クイズで開眼すべし！〜

143

Answerと解説

A1 ①
A2 ①
A3 ②

　除菌後に発見された陥凹型早期胃癌の症例である．

　除菌後胃癌には「除菌後に発生した胃癌」と「除菌前より存在しており除菌後に発見された胃癌」が含まれるが，除菌後胃癌として現在問題になっている病変の多くは後者とされている．除菌後の前庭部や体部小彎には，斑状発赤，地図状発赤と称される発赤調の陥凹性病変が多発して観察されることがあり，その鑑別は必ずしも容易ではない．そのなかで，大きさや高低差，発赤の程度および不均一性が最も目立つものに注意しながら，色素内視鏡も併用して観察したい．

　除菌後胃癌の特徴として，高低差に乏しく胃炎様の内視鏡像を有し，範囲が不明瞭である癌が多い．胃炎様の内視鏡像を有する原因としては表層部における非腫瘍性上皮の被覆・混在，および粘膜深層に存在する非癌腺管の表層への伸長現象などが指摘されている．このような理由から拡大内視鏡を用いても範囲診断が難しいことがある．

　本症例においては前庭部に地図状発赤が見られるが，白色光では胃炎様であり，癌・非癌の質的診断が困難である（図A〜C）．インジゴカルミン撒布像では，前庭部後壁の陥凹が比較的明瞭に観察された（図D'）．NBI拡大観察では，病変口側に周囲粘膜と形態，分布，配列の異なる大小不同の密な粘膜微小構造と蛇行する不整な微小血管構築像を認め，irregular microvascular pattern，irregular microsurface patternと判断した（図E'）．しかし，病変の小彎側，肛門側には周囲粘膜と類似した非腫瘍と考えられる円形，指状の腺窩辺縁上皮を伴っており，一部でdemarcation lineが不明瞭であった（図F'）．これらの所見より除菌後胃癌を疑った．

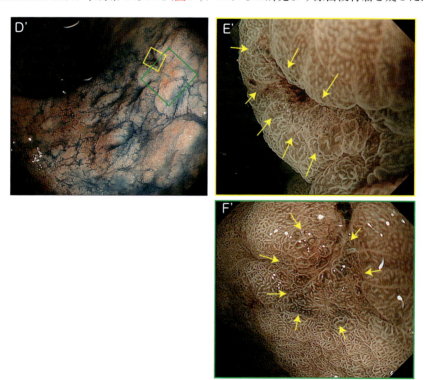

色調，形態より分化型早期胃癌で，送気による病変の伸展は良好であり，壁硬化や陥凹内隆起などの所見も認めず，深達度はT1a（M）と診断した．内視鏡的粘膜下層剥離術（endoscopic submucosal dissection：ESD）の絶対適応と診断し，入院のうえでESDを施行した．

最終病理診断

Type 0-Ⅱc, 15×7mm, tub1, pT1a（M）, UL0, Ly0, V0, pHM0, pVM0

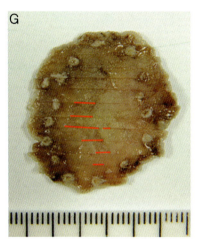

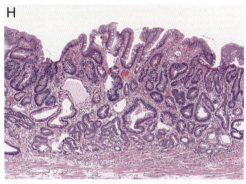

治癒切除であった（図G）．病理組織像では，一部で表層部位に非腫瘍性上皮の被覆・混在を認め，除菌後胃癌に矛盾しない所見であった（図H）．

2013年2月よりH. pylori陽性の慢性胃炎の除菌療法が保険適用となり，除菌治療が推奨されている．このため今後，除菌後胃癌の発見数も増加していくことが予想される．内視鏡検査時には除菌歴の有無を確認のうえで，除菌後胃癌の特徴を十分に理解したうえで検査に臨むことが肝要である．

文献
1) Helicobacter pylori除菌後発見胃癌の内視鏡的特徴．胃と腸 2016; **51** (6)
2) Saka A et al. Gastric Cancer 2015; **19**: 524-530
3) 日本胃癌学会（編）．胃癌治療ガイドライン，第4版，金原出版，2014

［山本甲二・阿部清一郎・小田一郎］

Case 9

患者プロフィール

⊙40歳代，男性
⊙現病歴：スクリーニングのEGDにて十二指腸に異常を指摘された．
⊙既往歴：特記事項なし

Question

Q1 病変の存在部位はどこか？
　①球部
　②下行部後壁
　③下行部内壁
　④下十二指腸角
　⑤水平部

Q2 最も疑わしい診断はどれか？
　①異所性胃粘膜
　②カルチノイド
　③濾胞性リンパ腫
　④腺腫・癌
　⑤Brunner腺過形成

解法秘伝の極意

⊙十二指腸の解剖学的構造を理解し，各部位に好発する病変を考えよう．
⊙十二指腸に発生する病変を上皮性/非上皮性および良性/悪性に整理しておこう．
⊙各病変に特徴的な内視鏡像（色調，凹凸，領域性の有無など）を知っておこう．

2. 胃・十二指腸の登竜門

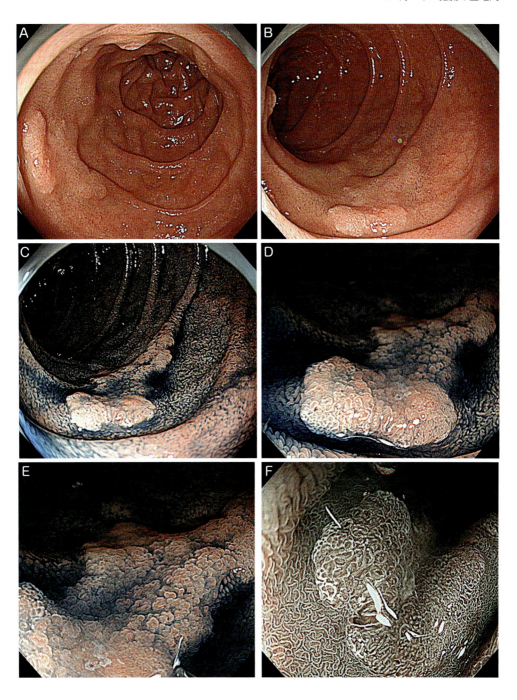

其の四 「消化器内視鏡の登竜門」〜精選症例クイズで開眼すべし！〜

147

Answer と解説

A1 ②

　十二指腸の観察では，解剖学的構造と，各部位に好発する十二指腸病変の特徴像をよく理解したうえで，適切な手順で見落としのない観察を行うことが重要である．特に，深部十二指腸に局在する十二指腸腫瘍の報告例は近年増加傾向にあり，通常のルーチン検査においても深部十二指腸（水平部）まで十分に観察することが推奨されている[1]．

　一般的に十二指腸での操作では，スコープを十二指腸球部から下行部へ進めると，画面の左側に Vater 乳頭が確認される．スコープを引くと，先端は肛門側へ移動し水平部を観察することができる．さらにスコープを引くと，先端は下行部へ戻るが，軸が回転するため Vater 乳頭は画面の上に見える．

　本症例は，わずかに乳白色調で丈の低い扁平隆起を認めるが，Vater 乳頭の位置から下行部の後壁に位置していることがわかる（図 A' 黄色矢印）．

　なお，Vater 乳頭との位置関係を理解することは，他の画像診断法（X 線造影，CT など）との比較が容易になることに加え，内視鏡治療時のリスク管理（胆汁・膵液の曝露や Brunner 腺による局注不良）や外科治療時の方針決定に重要である．したがって，Vater 乳頭との位置関係が分かるような内視鏡写真を撮ることを心がけたい．

A2 ④

　腺腫・SM 浸潤までの癌，いわゆる非乳頭部表在性十二指腸腫瘍（superficial nonampullary duodenal epithelial tumors：SNADET）は，国内多施設検討の報告[2]によると，下行部（75％）に最も多く見られるが，水平部（8〜24％）もまれではない．また，正色調から白色調で隆起型の病変が多い．ただし，発赤調や陥凹（凹凸不整）を呈するものは，組織学的異型度が高く，注意が必要である（高異型度腺腫・癌が多い）．また，SNADET の特徴的所見として，病変のすべてまたは一部が乳白色調を示すことが報告されており（いわゆる milk-white mucosa），拾い上げにおいて有用な所見とされる[2,3]．

　本症例は，十二指腸下行脚後壁に φ18 mm 大の乳白色調を伴う丈の低い扁平隆起性病変を認めた（図 F'）．境界はインジゴカルミン撒布にてより明瞭になり，全周性に追うことができ，領域性を有する病変である．近接・拡大観察を行うと，円形〜絨毛状と多様な形態と大小不揃いの粘膜構造が認められ，上皮性腫瘍，すなわち腺腫または腺癌と考えた．

　丈の高い隆起や深い陥凹など SM 以深への浸潤を疑う所見はなく，ESD を施行した．

[鑑別診断のポイント]

　①**異所性胃粘膜**：主として球部に見られる所見であり，頻度は 0.5〜2％ と報告されている．典型的な内視鏡像は，単発または多発の正色〜発赤調で光沢感を伴う 10 mm 未満の小隆起性病変として認識される．表面構造は胃底腺領域に類似した円形，或いは幽門腺に類似した畝状の構造を呈するが，十二指腸粘膜と異なり絨毛構造を伴わないことが多い．

　②**カルチノイド**：消化管カルチノイドのうち，十二指腸は胃・直腸に次ぐ好発部位であり，主として球部に多い．粘膜深層の内分泌原基細胞（Enterochromaffin［EC］細胞など）から発生する腫瘍であるため，内視鏡的には立ち上がりはなだらかな上皮下（粘膜下）腫瘍の形態を示し，やや黄色調を呈する．

　③**濾胞性リンパ腫**：主として下行部に多い．典型的な内視鏡像は，白色顆粒状隆起の集簇所見を認め，小隆起間には健常粘膜が介在する．また，輪状潰瘍や狭窄，腫瘤状隆起を形成する

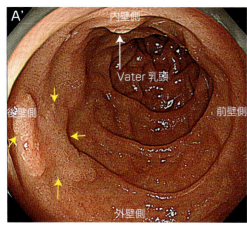 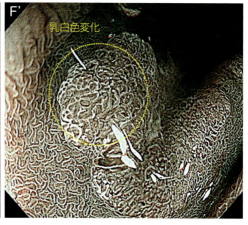

場合もある．白色調に見えるのは主に異型リンパ球の絨毛先端部への浸潤および腫大した腫瘍性リンパ濾胞によると考えられる．NBI 拡大観察では，太いこん棒様の肥大した絨毛構造やそれらの癒合する像が見られる．

⑤**Brunner 腺過形成**：異所性胃粘膜とともに頻度が高い．十二指腸球部に好発するが，Vater 乳頭部付近まで認められることがある（Brunner 腺は主に球部〜Vater 乳頭部領域まで分布している）．内視鏡的には 10 mm 程度までの小結節状隆起として観察されることが多く，多発する傾向がある．病変の主座が上皮下または粘膜下層にあることから，基本的に表面粘膜は周囲と同様である．また，約 10％に特徴的な中心陥凹を伴っているとされ，Brunner 腺の開口部として陥凹部から粘液が分泌されるのが観察される．従来より"粘液産生隆起"と呼称されていた病変の多くは，組織学的に Brunner 腺の過形成を伴っていたものと考えられる．

最終病理診断

十二指腸腺腫（低異型度）

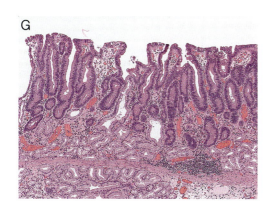

紡錘形に軽度腫大した核を有する異型細胞が管状構造を示しつつ増殖している．腺管の分岐や癒合は目立たず，核の極性も比較的保たれていることから，低異型度腺腫と診断された（図 G）．

文献
1) 郷田憲一．Gastroenterol Endosc 2015; **57**: 2478-2488
2) Goda K et al. Dig Endosc 2014; **26** (Suppl 2): 23-29
3) Yoshimura N et al. Hepatogastroenterology 2010; **57**: 462-467

［河野真・郷田憲一・井上晴洋］

Case 10

患者プロフィール

⊙44 歳, 女性
⊙検診目的の上部消化管内視鏡検査にて十二指腸に病変を指摘された.
⊙特記すべき既往歴・家族歴なし

Question

Q1　この内視鏡像から疑われる疾患は何か？
　　①十二指腸腺腫
　　②十二指腸癌
　　③Brunner 腺過形成
　　④異所性胃粘膜

Q2　この病変の深達度は？
　　①腫瘍性病変ではない
　　②粘膜（M）
　　③粘膜下層（SM）
　　④筋層（MP）

Q3　この病変に対する治療は？
　　①内視鏡的切除（EMR or ESD）
　　②外科手術
　　③化学療法
　　④経過観察

解法秘伝の極意

◉一般的に，十二指腸の腫瘍性病変は非常にまれであり，小さい病変・早期病変はほとんどが偶発的に発見される.
◉生物学的特徴は胃よりも大腸に類似しており，腫瘍の多くが隆起を呈する. 色調（白色調，発赤調）や肉眼型（隆起，陥凹，混合型），腫瘍径などから診断する.

2. 胃・十二指腸の登竜門

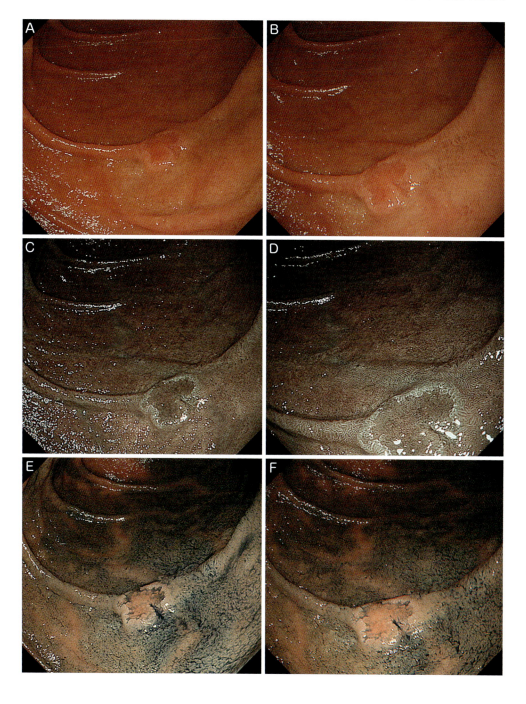

其の四　「消化器内視鏡の登竜門」〜精選症例クイズで開眼すべし！〜

151

Answer と解説

A1　②

　近年，十二指腸病変への意識の高まりと内視鏡機器の進歩により，病変の発見数が増加している．しかしながら，家族性大腸腺腫症や Lynch 症候群などの背景疾患がない限り，十二指腸の腫瘍性病変は非常にまれであり，小さい病変や早期の段階で発見されるのはほとんどが偶発的である．神経内分泌腫瘍（NET）や GIST もさらにまれであるが，やはり十二指腸腫瘍における主なターゲットは腺腫・癌である．

　大腸腫瘍と同様に，腫瘍の多くが隆起を呈する．典型的には，白色調の扁平隆起は腺腫，発赤と白色が混在する扁平または亜有茎性の腫瘍も腫瘍径が小さければ腺腫の可能性が高いが，大きくなれば癌の可能性が高くなる．本病変のような発赤陥凹を呈する病変は，第一に癌を疑う．十二指腸における NBI 拡大観察の有用性は確立されていないが，粘膜模様が不明瞭化し，表面微細血管構造が目立つものは，癌と診断されることが多い．逆に，血管構造がほとんど観察されず，白色調の腺管様構造が目立つものは腺腫と診断されることが多い．

[鑑別診断のポイント]

　③Brunner 腺過形成：Brunner 腺は十二指腸に特異的に存在する外分泌腺であり，Vater 乳頭より近位側，特に十二指腸球部で発達している．Vater 乳頭の近位側に，粘膜下腫瘍様の粘膜隆起として認識され，粘液分泌の開口部が観察されることがある．

　④異所性胃粘膜：異所性胃粘膜は球部に好発し，白色調から正色調の小隆起の集簇または単発の亜有茎性隆起として観察され，発赤を伴うこともある．表面平滑で胃小窩または胃小溝模様を呈し，隆起頂部に開口部を有するものや粘膜下腫瘍様の形態を呈するものもあり，多彩な肉眼像を示す[1]．

A2　②

　当院のデータ（2000 年～2017 年 2 月）では，167 症例 179 病変に対して内視鏡治療が施行され，腫瘍径中央値は 12 mm（範囲 3～50）であり，癌と診断されたのが 103 病変であった．そのうち，M 癌は 98 病変（95％），SM 癌は 5 病変（5％），20 mm 以下が 4 病変であり，10 mm 以下が 3 病変含まれていた．

　十二指腸固有の内視鏡診断学はなく，他の消化管で蓄積されてきた診断学をあてはめているのが現状である．腫瘍径が大きくても，白色扁平隆起を呈する腺腫様の病変であれば，粘膜内病変の可能性が高い．しかし，サイズが小さくても，0-Ⅱa＋Ⅱc 様の形態，緊満感のある隆起性病変，SMT 様の病変などは，SM 浸潤癌の可能性がある．ただ，十二指腸腺腫・癌においては，腺腫・M 癌＞進行癌＞SM 癌の頻度であり，SM 癌に遭遇することは極めてまれである．進行癌以外であれば，ほとんどの場合で M 癌までと考えてよいが，通常とは異なる形態を示すような病変は SM 癌の可能性を念頭に置くべきである．

　また，生検診断の感度・特異度・正診率はいずれも 70～75％程度である．生検による線維化がその後の内視鏡治療の妨げとなる場合があり，腫瘍性病変を発見した場合は生検なしで専門施設に紹介してもまったく問題ない．

A3　①

　このような 10 mm 大の小さい病変に対しては，かりに SM 浸潤を疑ったとしても，日常臨床としては診断的な内視鏡治療が施行されることが多い．なぜなら，十二指腸病変の存在部位に

もよるが，膵頭十二指腸切除術などの外科手術は大きな侵襲を伴うからである．（腹腔鏡下）十二指腸局所切除であれば，それほど侵襲は大きくないが，部位は膵臓側以外が適応となる．そのため，結果的にover surgeryになった場合の損失が非常に大きいことから，内視鏡治療を検討できる病変，特に20mm以下の比較的小さい病変に対しては，内視鏡治療を第一選択にすることが多い．

筆者らは十二指腸においては積極的にESDを施行しない立場である[2,3]．なぜなら，管腔が狭く，急峻な屈曲部のため，スコープの操作性が不安定であること，粘膜下層のBrunner腺の存在により，局注によって良好な膨隆が得られにくいこと，筋層が薄く穿孔や後出血などの偶発症の頻度が高いこと，十二指腸ESDは極めて技術的に困難であり，偶発症の頻度が高く，他の消化管に比較して容易に重篤化するからである．現時点での標準的な内視鏡治療は，EMRであると考えられ，どちらの治療法が適切であるかについては，いまだcontroversialである．

最終病理診断

tubular adenocarcinoma, well differentiated, low grade atypia, pM, 7×6mm, Ly0, V0, pHM0, pVM0

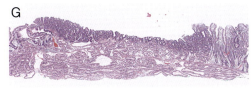
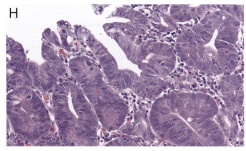

陥凹性病変に一致して腫瘍を認める．腫瘍の深部にはBrunner腺が分布する（図G）．

高分化管状腺癌を認める．核の腫大や極性の乱れが目立ち，一部の腫瘍細胞には核小体を認める（図H）．

文献
1) 野中　哲ほか．臨床消化器内科 2014; **29**: 1551-1560
2) Nonaka S et al. Endoscopy 2015; **47**: 129-135
3) 野中　哲ほか．Progress of Digestive Endoscopy 2015; **87**: 53-57

［野中哲・小田一郎］

先達の苦い経験から学ぶ～胃・十二指腸編～

症例は30歳代の女性．黒色便を自覚し，他院でEGD行うも異常なし．その後も空腹時心窩部痛があり，EGD（図1）を行った．受診時CEAが軽度高値であった．

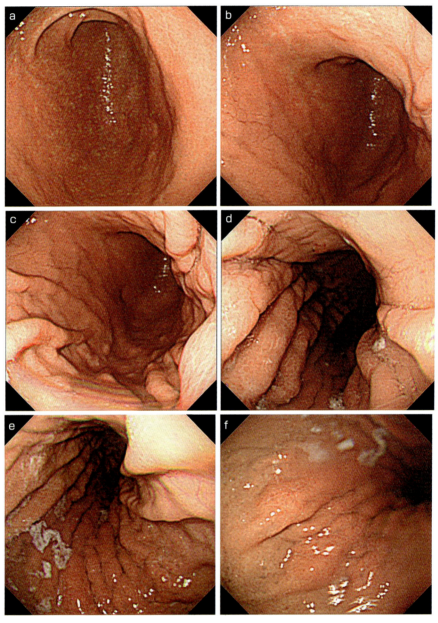

図1　EGD

二世代前の内視鏡のため画像クオリティーに難があるものの，体部大彎の皺襞は明確に腫大しており，少なくとも慢性胃炎（giant fold gastritis）はあると考える必要がある．黒色便や空腹時，CEA高値，30歳代女性の体部皺襞腫大，という条件を勘案するとスキルス型胃癌の可能性も想定する必要がある．体部大彎皺襞が腫大している場合，十分に送気して胃壁を伸展させて評価する必要がある．皺襞が伸展しなければスキルス胃癌の可能性があり，また皺襞間に隠れていた病変が見えてくる場合もある（図2）．初回の内視鏡では十分な送気を行ったうえで意識して体部大彎を観察しておらず，評価が不十分と考えるできである．

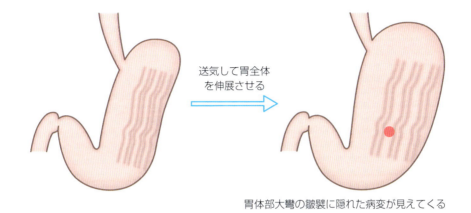

送気して胃全体を伸展させる

胃体部大彎の皺襞に隠れた病変が見えてくる

図2　十分な送気による胃体部大彎観察の重要性

本症例では，初回内視鏡の3週間後にEGDを再検した．その結果，十分に送気しても体部の皺襞は伸展しなかった．体下部大彎の皺襞の間に潰瘍面が見られ，大彎側反転では明瞭に襞集中が確認できた（図3）．スキルス型胃癌の診断で全摘術が行われ，体下部大彎の潰瘍面を原発としたスキルス胃癌であった．もし本症例で異常なし，または慢性胃炎で1年後内視鏡と判断すれば，不幸な転帰をたどった可能性が高い．内視鏡ではスキルス型胃癌を見逃す可能性があり，EGDで最も注意すべき点である．

内視鏡診断のプロセスと見逃しを減らす対策（図4）

内視鏡は診断精度の高いモダリティーであるが，ESDの対象となる胃癌では20〜40％の見逃しがある[1,2]．見逃しを減らす対策として早期癌の所見になれることは非常に大切である．しかし，観察できていない病変を診断することはできず，見逃しやすい部位や病態を理解して内視鏡観察することが前提となる．本症例のように十分な送気を怠らないこともそのひとつである[3]．

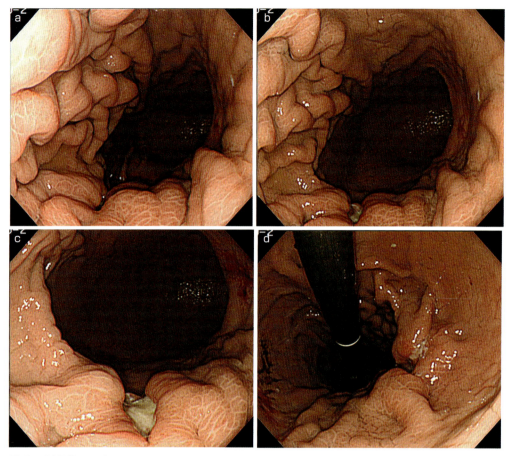

図3　3週後のEGD

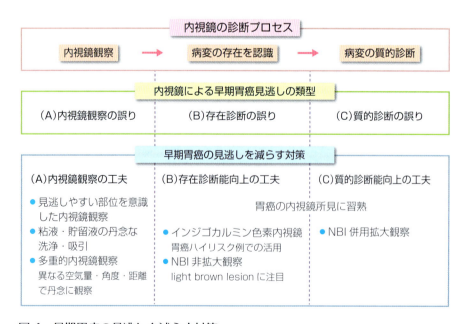

図4　早期胃癌の見逃しを減らす対策

文献

1) Toyoizumi H et al. A prospective study comparing ultrathin endoscopy with high-resolution endoscopy on diagnostic ability for superficial gastric neoplasia and nonneoplastic lesions. Gastrointest Endosc 2009; **70**: 240-245
2) Kato M et al. Trimodal imaging endoscopy may improve diagnostic accuracy of early gastric neoplasia: a feasibility study. Gastrointest Endosc 2009; **70**: 899-906
3) 貝瀬　満. 早期胃癌の見逃しの実態とその原因に応じた精度の高い内視鏡観診断. 消化器内視鏡 2013; **25**: 1650-1663

［貝瀬満］

3 大腸の登竜門

Case 1

患者プロフィール

- 75歳，女性
- 便潜血陽性にて下部消化管内視鏡を施行したところ，S状結腸に病変が認められ，当院紹介受診となった．

Question

Q1 通常観察での内視鏡所見から考えられるこの病変の肉眼型は？
- ①0-Ⅰs
- ②0-Ⅱa
- ③0-Ⅱc
- ④0-Ⅱa+Ⅱc

Q2 予想される病変の異型度・深達度は？
- ①腺腫
- ②粘膜内癌または粘膜下層微小浸潤癌
- ③粘膜下層深部浸潤癌
- ④進行癌

Q3 総合的な内視鏡所見より選択すべき治療法は？
- ①EMR
- ②ESD
- ③外科的切除
- ④化学療法

解法秘伝の極意

- ◉通常観察にて病変全体の観察を行う．
- ◉送気による空気量の調節を行い，十分な送気の場合と脱気の場合の病変の変化にも留意する．
- ◉NBIやクリスタルバイオレット染色による拡大観察に内視鏡的深達度診断が重要．

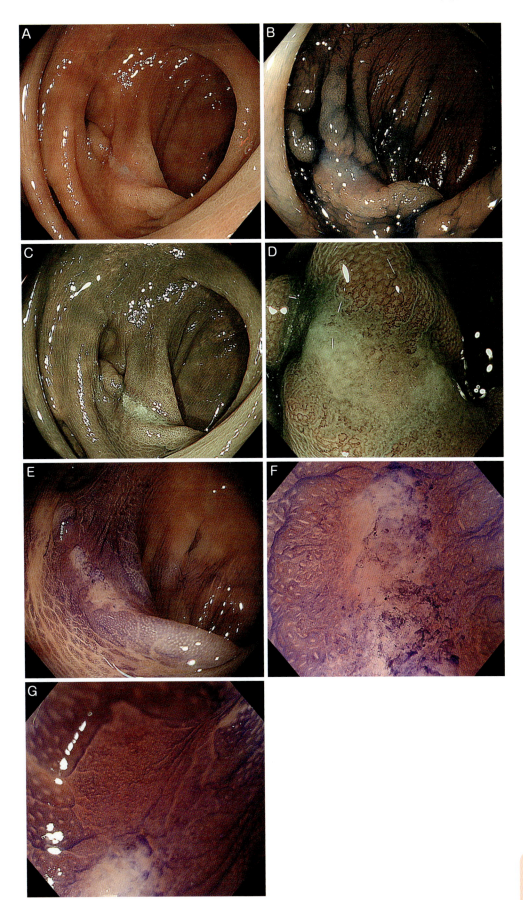

Answer と解説

A1 ③

通常観察では，病変は軽度のびらんを伴う陥凹性病変として認識される．中等度の送気では病変の周辺隆起を伴うが，十分な空気量では隆起は消失し，正常粘膜よりも低い陥凹（絶対的陥凹）を呈する病変であると考えられる．周辺粘膜は正常で病変は陥凹のみを有する病変であり，肉眼型はⅡcと診断する．これまで陥凹型早期大腸癌は頻度が少ないと考えられ，以前には幻の病変といわれたこともあるが，近年では多くの施設において報告されるようになり，その重要性が再認識されている．陥凹型早期大腸癌は，大きさが10mm大を超えるとSM深部浸潤を呈することが多いと考えられ，注意が必要である．

A2 ②

陥凹型では，SM深部に浸潤している場合，浸潤部によって陥凹中心部が隆起するため，肉眼的にはⅡa+Ⅱcとして認識されることが多い．本症例では陥凹内の隆起は認めず，この点からは深達度はMが考えられた．インジゴカルミン撒布像では，陥凹周囲はわずかに隆起している．しかし，粘膜下層深部浸潤を示唆するような，表面の硬さ，襞集中は認めない．陥凹内にはびらんを有する．本症例は，前医にて生検が施行されており，生検の影響も考えられたが，粘膜下層微小浸潤癌も否定できないため，同部位を中心としたNBI拡大や色素拡大染色を用いた詳細な拡大観察が必要である．

陥凹部のNBI拡大観察では不整配列の微小血管を認め，辺縁は口径不同を伴う血管を認め，不明瞭な表面構造を呈していた．以上よりvessel pattern, surface patternともにJNET分類Type 2Bと診断した．したがって，予想組織型は高異型度癌（Tis/T1a）であり，予想深達度診断は，粘膜内癌または粘膜下層微小浸潤癌となる．

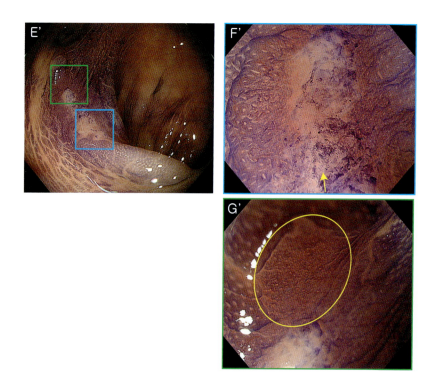

色素拡大観察では，陥凹部辺縁に小型類円形の pit を認める（図 G'）．しかし，一部に大小不同，配列の乱れ，不規則分布を認めるため総合的に VI 型軽度不整 pit と診断した．陥凹中心部にはびらんを認め，染色不良であり，びらん部位の表面構造は無構造様であるが，その周囲には V 型の pit を認めず（図 F'），領域としてもごく小さいため，VI 型（non-invasive）pit pattern と診断した．

A3 ②

以上の診断過程により，深達度：粘膜内癌または粘膜下層微小浸潤癌と診断し，内視鏡治療適応病変と診断した．陥凹型早期大腸癌は，大きさが 10 mm 大を超えると SM 浸潤を呈することもあり，また EMR でも対応できる可能性があったが，中心で non-lifting sign を呈したため，本症例においては粘膜下層を十分含めて一括切除による正確な病理診断が必要であり ESD を選択した．

最終病理診断

tubular adenocarcinoma, well differentiated, S, 0-IIc, 22×18 mm, tub1, pTis, ly0, v0, pHM0, pHM0

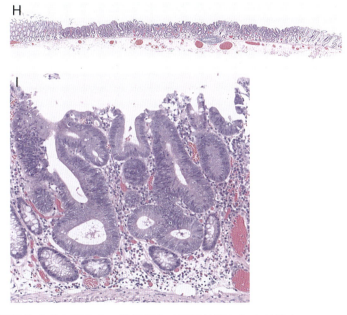

陥凹性病変を認める．腫瘍部分は周囲粘膜より丈が低く 0-IIc に一致する（図 H）．
粘膜内に限局した低異型度の高分化管状腺癌を認める．深部に少数の非腫瘍腺管を認める（図 I）．

先輩ドクターからの金言

「おのれ上手と思わば，下手となる兆しと知るべし」（杉田玄白）

文献

1) Matsuda T et al. Am J Gastroenterol 2008; **103**: 2700-2706
2) Ikehara H et al. J Gastroenterol Hepatol 2010; **25**: 905-912
3) 高丸博之，斎藤 豊．臨床消化器内科 2014; **29** (1)

［日原大輔・高丸博之・斎藤豊］

Case 2

患者プロフィール

- 70歳代，男性
- 大腸癌術後サーベイランス目的の下部消化管内視鏡検査にて腫瘍性病変を指摘され，精査加療目的にて紹介受診となった．
- 既往歴：65歳時；上行結腸癌に対し回盲部切除（pT1N0M0，pStage Ⅰ），直腸癌に対し低位前方切除（pT2N0M0，pStage Ⅰ）．

Question

Q1 通常内視鏡診断は？
　①腺腫，粘膜内癌または粘膜下層微小浸潤癌
　②粘膜下層深部浸潤癌
　③進行癌
　④非腫瘍性病変

Q2 総合的な内視鏡所見より選択すべき治療法は？
　①EMR
　②ESD
　③外科的切除
　④化学療法

解法秘伝の極意

- 空気量の違いで深達度を予想をしよう．
- クリスタルバイオレット染色拡大観察像では，個々の腺管の形態，配列に注目しよう．

3. 大腸の登竜門

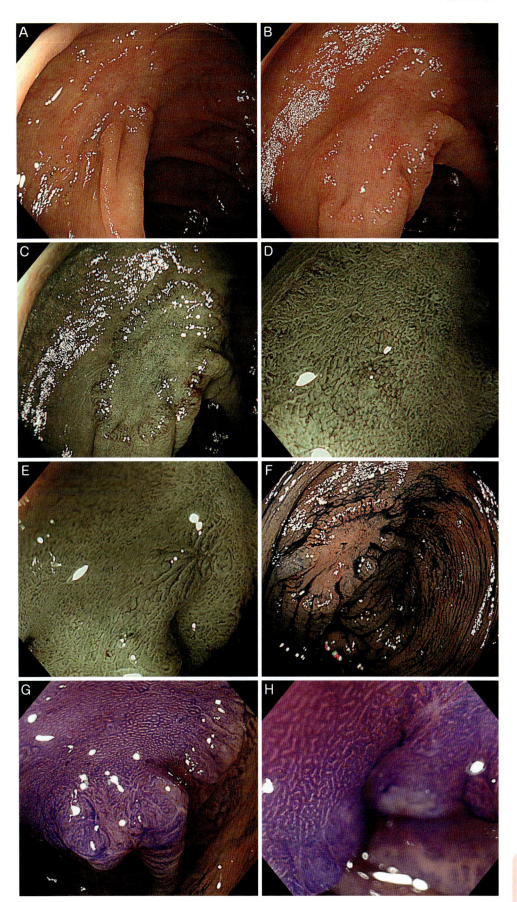

其の四　「消化器内視鏡の登竜門」〜精選症例クイズで開眼すべし！〜

163

Answer と解説

A1 ①

上行結腸に正色調，辺縁帯状発赤を伴う 25 mm 大の陥凹型病変を認める．

送気にて周囲にわずかに襞の引きつれを認めるが，脱気像では病変に硬さを認めない（図 A，B）．

インジゴカルミン撒布にて陥凹局面がより明瞭となるが，陥凹局面内に隆起や潰瘍は認めない（図 F）．粘膜下層浸潤癌の可能性を完全に否定しうるものではないが，非拡大観察所見上は，それを強く示唆する所見はないと考える．以上より，腺腫，粘膜内癌または粘膜下層微小浸潤癌の可能性を考える．

NBI では，病変の辺縁部は茶色調に観察された．中央に前医生検瘢痕を認める．

vessel pattern は，口径不同，不均一な分布，surface pattern は一部不整を認める．

無構造領域または疎な血管パターンと評価しうる部分は視認されず，JNET 分類 Type 2B と判断する（図 C～E）．確実な深達度診断にはクリスタルバイオレット染色下での pit pattern 観察が必要である．

クリスタルバイオレット染色では，小型円形 pit や管状 pit 主体で，わずかに配列不整を認めるものの，高度不整と判断されるものはなく，総合的に pit pattern は ⅢS 型，ⅢL 型と診断した（図 G，H）．

総合的に粘膜内癌～粘膜下層微小浸潤癌と考える．

A2 ②

以上の診断過程により内視鏡治療適応病変と考える．LST-NG 偽陥凹型は，腫瘍径にかかわらず，他の病型よりも有意に SM 浸潤率が高く，Ⅴ型 pit pattern がなくても SM 浸潤を認める場合もある．そのため，本症例は一括切除による正確な病理診断が必要であり，ESD の適応病変である．分割切除後では遺残再発のリスクがあるのみならず，不十分な組織学的評価による浸潤癌再発の可能性があるため，EMR による多分割切除は避けるべきである．

最終病理診断

tubular adenocarcinoma, well to poorly differentiated, A, 0-Ⅱc＋Ⅱa, 18×13 mm, tub1, tub2, por, ly0, v0, pHM0, pVM0

パノラマ像．腫瘍部で陥凹しており，0-Ⅱc（LST-NG）である（図 I）．

高分化管状腺癌を認める．腫瘍は粘膜筋板内に浸潤する（図 J）．

筋板浸潤する低分化腺癌の増殖を認める．サイトケラチンに対する免疫染色で小胞巣を形成する低分化な腺癌成分が明瞭となる（図 K）．

神経線維内に低分化管状腺癌の侵襲を認めており，脈管侵襲および切除断端は陰性であったが非治癒切除と考えられたため追加外科手術を行った．

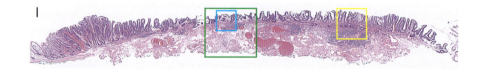

3. 大腸の登竜門

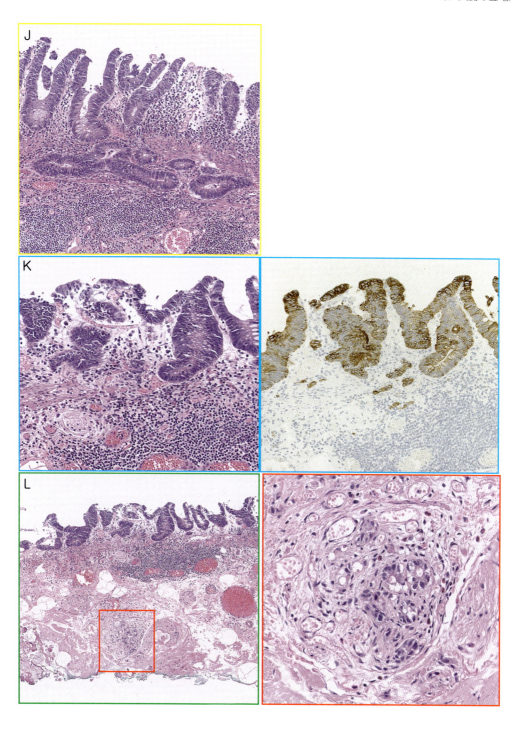

腫瘍の残存はなく，リンパ節転移も認めなかった（図L）.

文献
1) Oka S et al. Dig Endosc 2009; **21** (Suppl 1): S43-S46

［田中優作・坂本琢・斎藤豊］

Case 3

患者プロフィール

⊙70歳，男性
⊙便秘を主訴に前医で大腸内視鏡検査を施行し，S状結腸に病変を指摘され，精査・加療目的にて紹介受診となった．

Question

Q1 通常内視鏡診断は？
　①腺腫
　②粘膜内癌または粘膜下層微小浸潤癌
　③粘膜下層深部浸潤癌
　④進行癌

Q2 内視鏡所見より選択される治療法は？
　①EMR
　②ESD
　③手術
　④経過観察

解法秘伝の極意

◉最も深達度の深い，関心領域を中心に観察しよう．
◉JNET分類Type 2Bは診断精度がやや低いため，色素を用いたpit pattern診断を追加しよう．

3. 大腸の登竜門

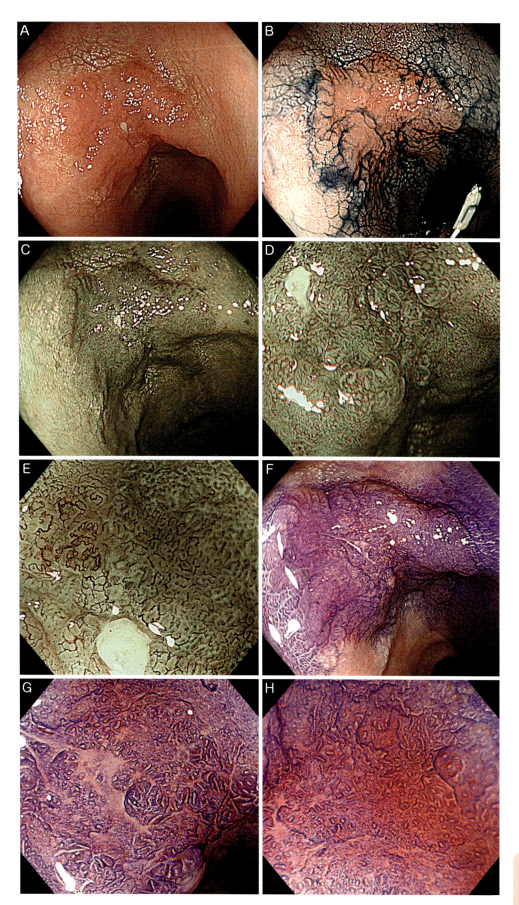

其の四 「消化器内視鏡の登竜門」～精選症例クイズで開眼すべし！～

167

Answer と解説

A1　②

　S状結腸に約30mm大の発赤調の扁平隆起な腫瘍を認める．腫瘍は境界明瞭であり，周囲に白斑を伴っている．中心部は陥凹し，びらんを認める．肉眼型は0-Ⅱa+Ⅱc（LST-NG）．インジゴカルミン撒布し，病変の境界はより明瞭となった．陥凹とびらんを認めるが，明らかな襞集中や硬化像は認めず，SM高度浸潤を認める所見はない．非拡大観察所見上は，粘膜内癌または粘膜下層微小浸潤癌と診断する．

　通常観察にて陥凹部位を中心に観察した．陥凹部位では口径不同な不規則な血管を認め，表面構造は不整である．しかし，疎血管野や無構造領域は観察されず，JNET分類Type 2Bと判断する．これらの所見から高異型度癌（Tis/Tia）を疑う．

　クリスタルバイオレットも同様に粘膜下層浸潤が示唆される陥凹部位を中心に観察した．一部クリスタルバイオレットの染色ムラを認めるが，内部にpit構造が散見され無構造とは考えにくい（図G）．陥凹部位に大小不同で不規則なpit patternを認める．しかし，1つ1つのpitはⅢLまたはⅢS様であるがpitの大きさや方向・配列が不規則であり，辺縁不整や内腔狭小，無構造領域はなくⅥ軽度不整（non-invasive pattern）と診断した（図H）．

A2　②

　以上の内視鏡所見から，S状結腸癌，0-Ⅱa+Ⅱc（LST-NG，PD type），サイズ30mm，深達度は粘膜内高異型度癌，もしくはSM軽度浸潤癌と診断した．陥凹部位やびらん部位ではSM深部浸潤の可能性も否定できない．また，大腸LST-NG病変では複数の部位において粘膜下層浸潤を認める場合があるため[1,2]，ESDでの一括切除が妥当と考えた．

最終病理診断

　tubular adenocarcinoma, well differentiated, S, 0-Ⅱa+Ⅱc, 26×15mm, tub1, pT1a, ly0, v0, pHM0, pVM0

　Ⅱa部分に低＞高異型度高分化腺癌の増殖を認めた．中央で腫瘍は粘膜下層に浸潤していた．desmin染色で筋板を確認し，腫瘍の最深部は粘膜筋板から約750μm，SM1と判定した．また，粘膜下層の腫瘍浸潤先進部において，簇出を認めた（grade 2）．脈管侵襲および切除断端は陰性であった（図I〜K）．

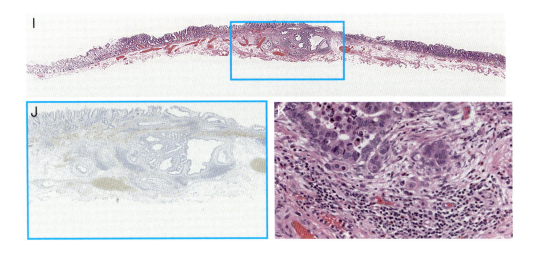

文献

1) Uraoka T et al. Gut 2006; **55**: 1592-1597
2) Yamada M et al. Endoscopy 2016; **48**:456-464

［江郷茉衣・高丸博之・斎藤豊］

Case 4

患者プロフィール

- 80歳代，女性
- 大腸腺腫に対する内視鏡治療後のフォローアップの全大腸内視鏡検査で下行結腸に病変を指摘され，加療目的で紹介受診となった．

Question

Q1 内視鏡診断は？
①粘膜内癌または粘膜下層微小浸潤癌
②粘膜下層深部浸潤癌
③進行癌
④非腫瘍性病変

Q2 総合的な内視鏡所見より選択すべき治療は？
①EMR
②ESD
③外科的切除
④化学療法

解法秘伝の極意

- 通常観察で，病変内の色調の違いや，空気量による変形に注目する．
- NBI観察・拡大色素内視鏡観察で，病変内の所見の違いに注目する．

3. 大腸の登竜門

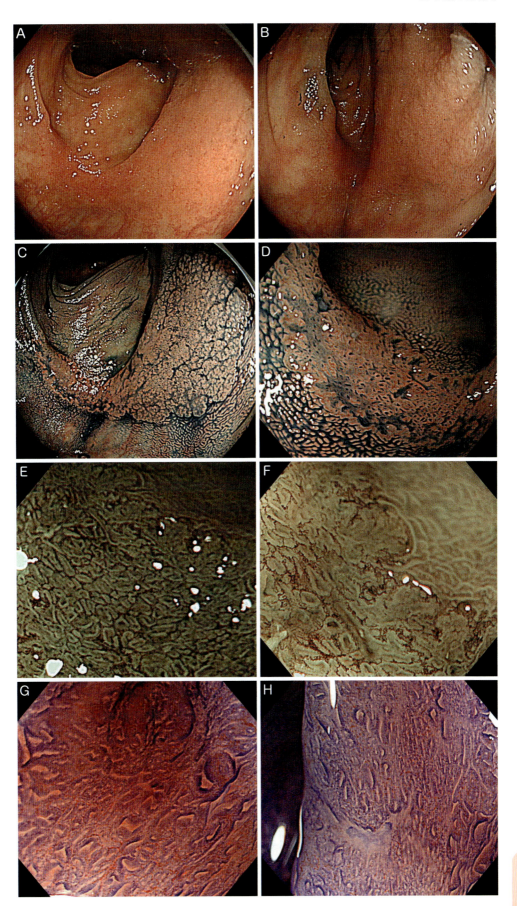

其の四 「消化器内視鏡の登竜門」～精選症例クイズで開眼すべし！～

171

Answer と解説

A1 ①

　下行結腸に位置する，約半周性に広がる丈の低い隆起性病変である．病変の画面右側では正色調だが左側では内部に発赤調領域を認める（図A）．インジゴカルミン撒布によって，病変の境界は明瞭化する（図C）．右側の正色調の領域は平坦であり，左側の発赤部分は陥凹局面として認識可能である（図C' 矢頭）．肉眼型は 0-Ⅱa+Ⅱc（LST-NG，PD type）と診断した．結節構造を伴わない側方発育型腫瘍であり，LST-NG に分類される．本症例は脱気による変形が良好であり（図B），積極的に深部浸潤を疑わないことから，まずは腺腫，粘膜内癌または粘膜下層微小浸潤癌を考える．しかし，LST-NG では陥凹やびらんを有する部分で SM 微小浸潤をきたすことがあるため，注意が必要である．本症例でも陥凹内にびらんを認める（図D' 矢印）．そのため，NBI やクリスタルバイオレット染色下での詳細な観察を要する．

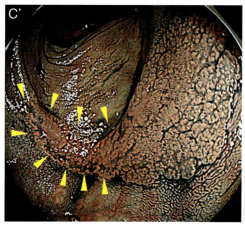 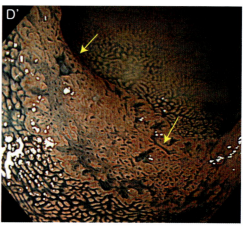

　本病変は画面右側と左側で形態が異なっており，それぞれの部分について NBI 観察を行った．右側では均一な血管構造と管状の整った腺管構造を有しており JNET 分類 Type 2A に相当する（図E）．腺腫または低異型度粘膜内癌（Tis）を考える．一方，左側の陥凹部分では口径不同な血管構造を示す．腺管構造は不整で一部は不明瞭化しており，JNET 分類 Type 2B に相当する（図F）．粘膜下層深部浸潤を疑うような疎血管領域や無構造野は見られなかった．JNET 分類 Type 2B は高異型度粘膜内癌（Tis）または粘膜下層軽度浸潤（T1a）の指標とされるが実際には腺腫から粘膜下層深部浸潤を含む可能性があるため，クリスタルバイオレット染色による pit pattern 観察が必要である．

　クリスタルバイオレット染色では，陥凹やびらんを認める領域を中心に観察した．陥凹部分では不規則，大小不同で不整な腺管構造を呈する VI 型 pit を認める．一部には ⅢL pit も見られる（図G）．びらんの部分では血管構造や腺管構造が不明瞭化しているが，ごく狭い範囲に限定されており，明らかな VN（invasive pattern）とは判断しない（図H' 矢印）．以上より，VI 軽度不整（non-invasive

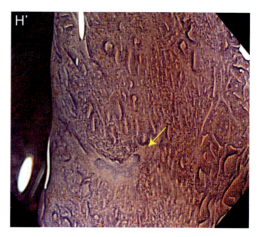

pattern) を呈する粘膜内癌または粘膜下層微小浸潤癌が予測された．

A2 ②

　びらん部分では pit pattern の判断が困難であるが，全体には明らかな VI 高度不整を呈する領域がないことから，内視鏡治療適応と考えられた．本症例のような LST-NG，特に陥凹を呈する pseudodepressed type は腫瘍径が 20 mm を超えると粘膜下層浸潤傾向が高くなる．多中心性の浸潤をきたす特徴があることから[1,2]，分割切除ではなく，一括切除による詳細な病理診断が望ましい．よって ESD の適応と考える．

最終病理診断

　左側の陥凹した領域（図1①）では，核異型や構造異型の目立つ高分化管状腺癌の所見である（図1①③）．明らかな粘膜下層浸潤は見られず，粘膜内病変と診断した．一方，右側の平坦な領域（図1②）では陥凹領域に比して均一な腺管構造を呈する，管状腺腫相当の所見を広範に認めた（図1②④）．同領域では LST-NG に特徴的な，表層に腫瘍腺管，腺底部に正常腺管が存在する二階建て構造を認めた．

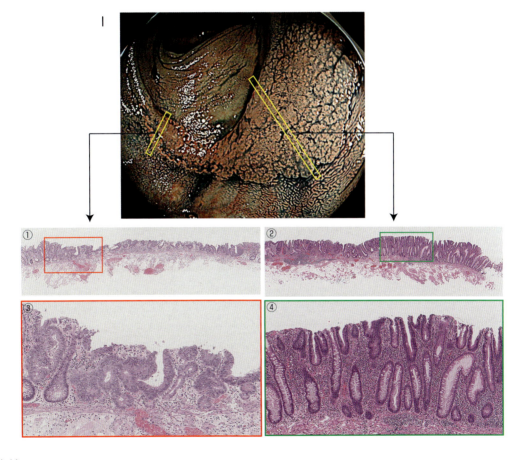

文献
1) Uraoka T et al. Gut 2006; **55**: 1592-1597
2) Yamada M et al. Endoscopy 2016; **48**: 456-464

［張萌琳・高丸博之・斎藤豊］

Case 5

患者プロフィール

⊙60 歳代，男性
⊙検診で便潜血陽性を指摘され近医で大腸内視鏡検査を施行したところ S 状結腸に 25 mm 大の表面型腫瘍を認めた.

Question

Q1 病変の肉眼型および形態は？
①0-Ⅱa（LST-G homogenous type）
②0-Ⅱa（LST-G mixed type）
③0-Ⅱa（LST-NG flat elevated type）
④0-Ⅱa + Ⅱc（LST-NG pseudo-depressed type）

Q2 内視鏡診断は？
①過形成性ポリープ
②大腸腺腫
③M～SM 軽度浸潤癌（<1,000μm）
④SM 中等度～高度浸潤癌（≧1,000μm）

Q3 色素拡大内視鏡による pit pattern 診断は？
①ⅢL 型 pit pattern
②Ⅲs 型 pit pattern
③VI 型軽度不整 pit pattern
④VI 型高度不整 pit patern

Q4 選択すべき治療方針は？
①EMR
②ESD
③外科治療

解法秘伝の極意

⊙側方発育型腫瘍を認めた際にはその形態による亜分類別の特徴を十分に認識する.
⊙陥凹局面，局在性を有する発赤部位，病変内の粘膜下腫瘍様の形態変化を呈する部位は SM 浸潤が特に疑われる箇所であるため通常観察で認識し関心領域として NBI 拡大観察やクリスタルバイオレット染色での評価を行う.

3. 大腸の登竜門

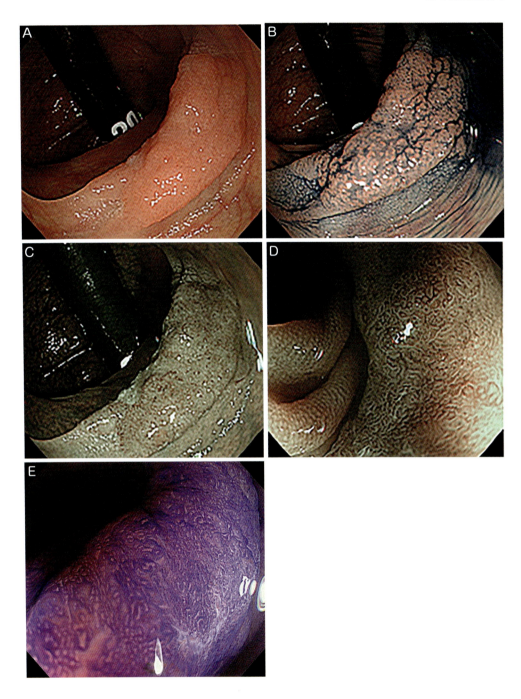

其の四　「消化器内視鏡の登竜門」〜精選症例クイズで開眼すべし！〜

175

Answer と解説

A1　③

S状結腸に認められた25mm大の表面型腫瘍（0-Ⅱa型）である.

laterally spreading tumor（LST）は側方に発育する大腸腫瘍であり，10mm以上の大きさのものと定義され，顆粒型（granular type：LST-G）と非顆粒型（non-granular type：LST-NG）に大別される.　LST-Gは顆粒・結節が集簇したものであるが，本病変はそのような状態ではなく，扁平隆起に溝が存在する非顆粒型と判断する.　LST-NGは平坦隆起型（flat elevated type：F）と偽陥凹型（pseudo-depressed type：PD）に分類されるが本病変においては中心にわずかな陥凹成分を認めるものの全体としては平坦隆起であり，LST-NG（F）と診断した.　インジゴカルミン撒布はLSTの範囲診断に極めて有用であるが亜分類診断のためにも必要不可欠である.

A2　③

通常光観察で病変は全体にやや発赤調な扁平隆起であり，表面は凹凸不整を伴っている.　さらに病変周囲には白斑も見られる.　大きさは20mm以上であり通常光観察のみでも良性の腺腫性ポリープよりも早期癌を疑う.

一般にLST-NG病変ではLST-Gに比して小さな病変でも担癌率が高く，SM浸潤する傾向がある.　緊満感を伴う病変内隆起（二段隆起）や陥凹内隆起の所見はSM深部浸潤癌の指標となる.　本病変においては通常光観察で中央にわずかに陥凹部を認めSM浸潤が否定できない所見であった.

通常観察でSM浸潤の可能性を考慮した関心領域である病変中心部の陥凹部を中心に観察した.　NBI拡大観察では口径不同な血管と不規則なsurface patternを認め，JNET分類Type 2Bと診断した.　明らかな無血管野領域は認めないことからNBI所見ではM癌〜SM軽度浸潤を疑う.

A3　④

クリスタルバイオレット染色下の拡大観察にて病変中央部では腺管密度が高くなっており大小不同で配列の不規則なpit patternを認めるが，個々のpitは比較的明瞭でありⅥ軽度不整pit patternと診断した.　明らかなⅥ高度不整，ⅤN領域は認めなかった.

以上のことより大部分は腺腫〜M癌で一部SM微小浸潤の可能性のある病変と判断した.

A4　③

LST-NGでは小病変であっても担癌率，SM浸潤率が高く，また多中心性にSM浸潤をきたすことがある.　ときに腺管構造を保ちながらSM浸潤している場合もあり，pit patternによる診断が困難なこともある.

本症例においては病変の大きさは25mm，LST-NG病変であり通常光・色素観察では明らかなSM高度浸潤所見は認めなかった.　NBI拡大観察にてJNET分類Type 2B，クリスタルバイオレット染色下拡大観察にてⅥ軽度不整pit patternと診断した.　SM浸潤が否定できず正確な病理組織診断ができるようESDによる一括切除を選択した.　最終病理診断はT1b（SM 1,300μm），ly0, v0, LM0, VM0で深達度のみ非治癒切除と判定した.

本症例においては他部位に進行大腸癌（直腸癌）を認めていたため，同時に外科的追加切除を行ったが切除検体の病理結果はno residual tumor in the resected sigmoid lesion, pN0であった.

最終病理診断

early colonic cancer, T, LST-NG, 25×25 mm
well differentiated tubular adenocarcinoma, pT1b (1,300μm), ly0, v0, pHM0, pVM0

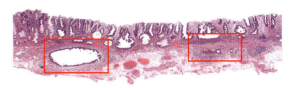

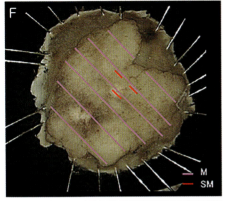

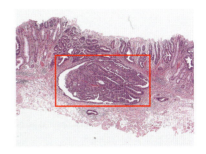

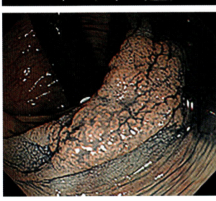

　病変のほぼ中央部の複数箇所で腫瘍腺管の粘膜下層浸潤を認めた．うち1箇所では粘膜筋板の断裂を認め表層からの計測でSM浸潤距離は1,300μmであった（図F）．
　明らかな脈管侵襲はなく簇出はGrade 1相当であった．

文献
1) 松下弘雄ほか．胃と腸 2014; **49**: 1673-1683
2) 大腸癌研究会（編）．大腸癌取扱い規約，第8版，金原出版，2013
3) Tanaka S et al. J Gastroenterol 2008; **43**: 641-651

［田邊万葉・郷田憲一・井上晴洋］

Case 6

患者プロフィール

- 60 歳代，女性
- 便潜血検査陽性にて前医で全大腸内視鏡検査を施行し，S 状結腸に病変をして指摘され，精査・加療目的に紹介受診となった．

Question

Q1 内視鏡による診断は？
①粘膜内癌・粘膜下層微小浸潤癌
②粘膜下層深部浸潤癌
③進行癌
④非腫瘍性病変

Q2 総合的な内視鏡所見より選択すべき治療法は？
①P-EMR（計画的分割 EMR）
②ESD
③外科手術
④化学療法

解法秘伝の極意

- 特に大きな病変では，全体を観察したあと，どこに注目して詳細に観察すべきかを考える必要がある．
- 病変の悪性度が高く最も深くに浸潤している可能性がある部分に注目するとよい．
- 詳細な観察においては，NBI や色素拡大観察が有用である．

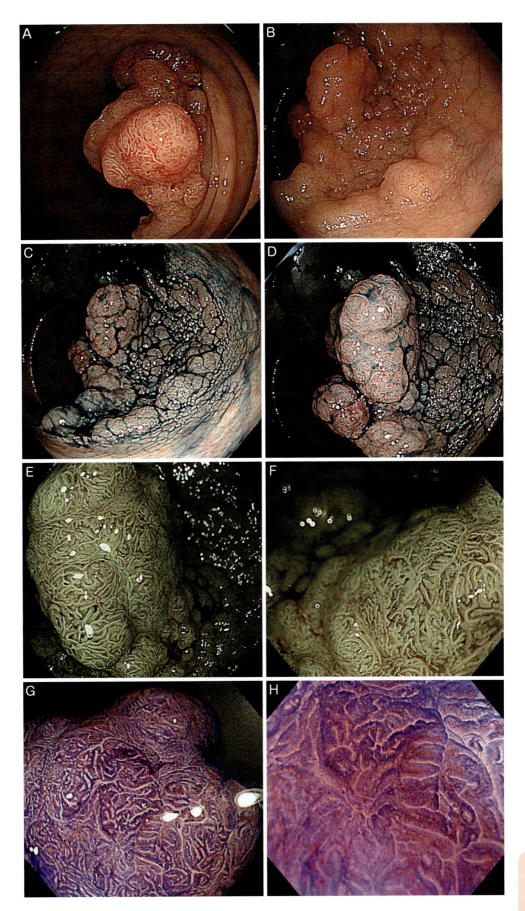

Answer と解説

A1　①

　スコープを肛門側より挿入していくと，S状結腸に隆起性病変を認める．隆起の肛門側には正色調で丈の低い平坦隆起が続いている．順方向での観察では，病変の全体像を捉えるのが困難であるため，スコープを注意深く反転させて観察すると，本病変が，7cm大で，中心部に粗大結節を伴う平坦隆起性病変であることがわかる．色素（インジゴカルミン）撒布すると，結節が集簇している構造が明瞭化する．この時点で，肉眼型 0-Ⅰs+Ⅱa 型（LST-G，結節混在型：以下 LST-G（Mix））の腫瘍性病変（腺腫～早期大腸癌）を考える．病変内に，粘膜下層深部浸潤癌の領域が存在するかであるが，粗大結節部を含めて，通常光観察，色素非拡大観察では，分葉消失，決潰像，領域性のある陥凹面などの粘膜下層深部浸潤を示唆する明らかな所見は認めない．以上より，粘膜内癌・粘膜下層微小浸潤癌と診断する．しかし，特に粗大結節部で粘膜下層深部浸潤をきたす可能性があるため，次に同部位を中心に NBI/色素拡大内視鏡を用いて詳細に観察する必要がある．

　粗大結節部では，口径不同な血管が不均一な分布を示しているのが観察される．また表面構造も不整であり，JNET 分類 Type 2B と診断する．疎血管領域，太い血管の途絶，無構造領域といった JNET 分類 Type 3 の所見は見られない．以上より，NBI 拡大観察からは，粗大結節部で高異型度癌（Tis/T1a）を呈していると考える．しかし，JNET 分類 Type 2B を呈する部分が粘膜下層深部浸潤癌をきたす可能性もあり，さらに色素拡大内視鏡診断（pit pattern 診断）を行う必要がある．

　粗大結節部をクリスタルバイオレット染色下で拡大観察している．粗大結節部では，辺縁不整や分枝を伴う pit pattern が観察され，ⅤI 型 pit pattern と診断する．次に，領域性の有無に注目し invasive pattern が陽性かどうか見てみると，本症例では明らかな demarcated area は観察されず，最終的に ⅤI 型軽度不整 pit（non-invasive pattern）と判断される．以上より，診断としては粘膜内癌・粘膜下層微小浸潤癌を考える．

A2　②

　総合的な内視鏡所見より，内視鏡治療適応の粘膜内癌もしくは粘膜下層微小浸潤癌を考える．内視鏡治療の方法としては，大きさから P-EMR による分割切除か ESD による一括切除かの選択になるが，本症例のような大きな LST-G Mix 病変では，粗大結節以外の部分でも SM 浸潤をきたす可能性が知られているため[1,2]，ESD による一括切除が望ましい病変といえる．ESD による一括切除にて，十分に組織学的評価ができるきれいな検体を採取し，詳細な病理評価を行う．

最終病理診断

　tubular adenocarcinoma, well and moderately differentiated, S, 0-Ⅰs+Ⅱa, 62×46 mm, pTis, ly0, v0, pHM0, pVM0

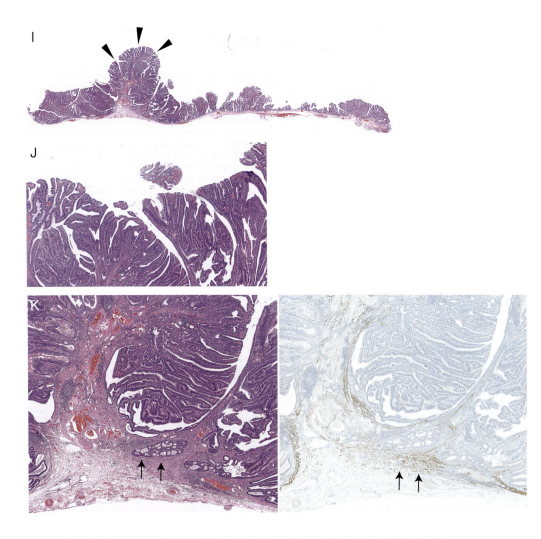

切除標本のループ像．内視鏡画像で認識される粗大結節を認める（図Ⅰ矢頭）．

粗大結節表層の像．管状から絨毛状の増殖を示す腺癌を認める．間質の線維化など浸潤を積極的に示唆する所見は表層からは観察されない（図J，K）．

粗大結節深部の像．わずかに浸潤性増殖を示す腫瘍腺管を認めるが（図K矢印），粘膜筋板内にとどまっている（Desmin染色）．

文献
1) Uraoka T et al. Gut 2006; **55**: 1592-1597
2) Yamada M et al. Endoscopy 2016; **48**: 456-464

［関口正宇・斎藤豊］

Case 7

患者プロフィール

⊙70歳代，男性
⊙便潜血陽性で前医で全大腸内視鏡検査を施行し，S状結腸に10mm大の隆起性病変を認め，精査加療目的にて紹介受診となった．

Question

Q1 内視鏡診断は？
　①粘膜内癌または粘膜下層微小浸潤癌
　②粘膜下層深部浸潤癌
　③進行癌
　④非腫瘍性病変

Q2 総合的な内視鏡所見より選択すべき治療法は？
　①EMR
　②ESD
　③外科的切除
　④化学療法

解法秘伝の極意

◉病変内の関心領域（最も深そうな領域とその範囲）に着目しよう
◉NBI拡大観察では，個々の血管の形態，口径不同の有無，配列に着目しよう．

3. 大腸の登竜門

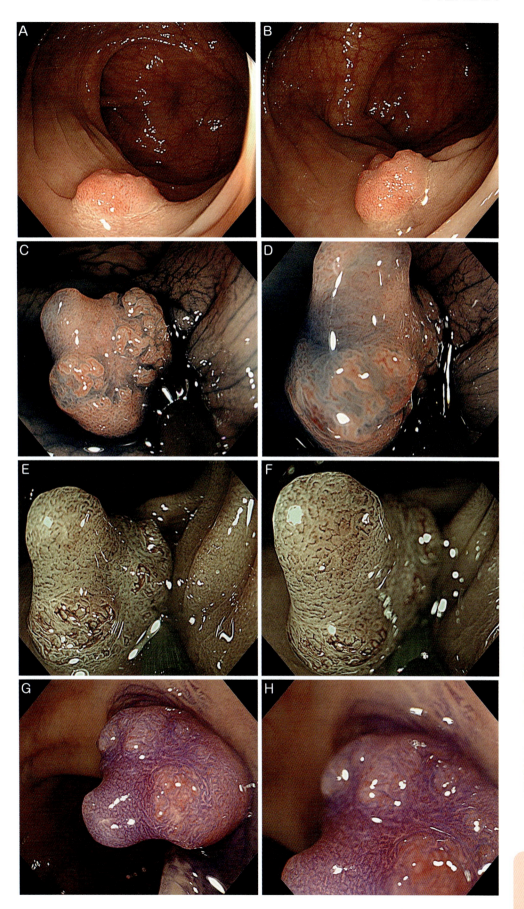

其の四 「消化器内視鏡の登竜門」〜精選症例クイズで開眼すべし!〜

183

Answer と解説

A1 ①②

S状結腸に10mm大で中心部に発赤調の緊満感の伴った陥凹内隆起の0-Ⅰs+Ⅱc病変を認める．頂部は欠落し粘膜下に軽度の引きつれを認め，粘膜下層浸潤が疑われる．

辺縁の隆起部分は，腫瘍の立ち上がり部分のvessel patterは整，surface patterも整でJNET分類Type 2A（図F'）．中心の陥凹内隆起はvessel pattern，surface patternともに不規則になっており，JNET分類Type 2B（図E'）で粘膜内癌または粘膜下層微小浸潤癌が疑われる．

クリスタルバイオレットでは中心部の陥凹内隆起を中心に観察．腺管の配列の乱れ，大小不同，辺縁不整．明らかな無構造領域はなし．pit pattern ⅤⅠ高度不整（図G'）．中心陥凹部のpit patternは一部 ⅤⅠ高度不整を認めるが領域性に乏しく，ⅤⅠ軽度不整が主体で，粘膜内癌または粘膜下層軽度浸潤癌が疑われる．

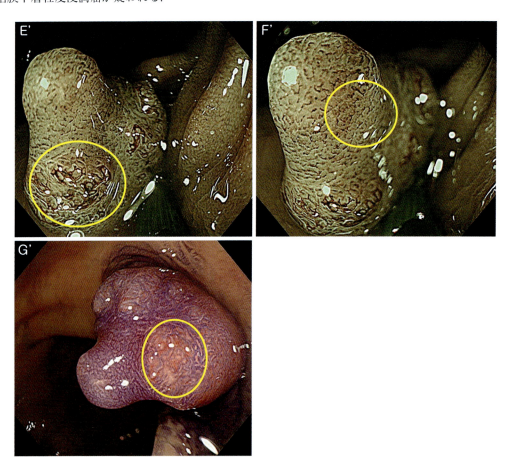

A2 ①

以上の診断過程より粘膜内癌または粘膜下層軽度浸潤が疑われる病変であり内視鏡的切除の適応で腫瘍径が小さいためEMRの適応と考える．

最終病理診断

adenocarcinoma, tub2, pT1a (SM 185μm), int, INFa, ly0, v0
pHM0, pVM0, 簇出 Grade 1

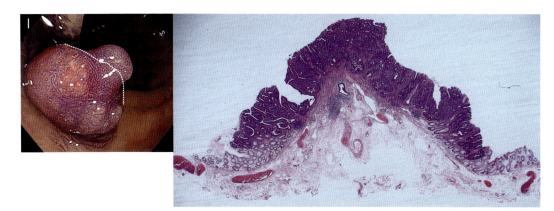

　HE 染色，desmin 染色にて病変中心部で中分化型管状腺癌の所見を認め，一部 SM 浸潤を認めた（図1）．浸潤距離は筋板から測定して 185μm．脈管侵襲を認めない．

先輩ドクターからの金言
「木も見て森も見る」
（「木を見て森を見ず」の対義で小さいこと細かいところに加えて森全体（大きいところ）も見ること）

［平野直樹・郷田憲一・井上晴洋］

Case 8

患者プロフィール

- 80歳代，男性
- 便潜血陽性を契機に前医を受診し，全大腸内視鏡検査で上行結腸に隆起性病変を指摘された.
- 既往歴：70歳代に左尿管癌（左腎・尿管全摘術），胃癌（胃全摘術），80歳代に悪性黒色腫. 家族歴に大腸癌はいない.

Question

Q1 内視鏡診断は？
- ①健常粘膜
- ②側方発育型腫瘍（非顆粒型，LST-NG）
- ③鋸歯状病変［過形成性ポリープあるいは sessile serrated adenoma/polyp（SSA/P）］
- ④古典的鋸歯状腺腫

Q2 総合的な内視鏡所見より適切な治療法は？
- ①経過観察
- ②内視鏡的切除（EMR or ESD）
- ③外科的切除
- ④化学療法

解法秘伝の極意

- 通常観察で病変を見落とさないように，背景の血管透見や色調の変化，粘膜の引きつれに注意する.
- 通常観察で粘膜に変化を疑った場合は，空気量を調整して観察し，画像強調内視鏡やインジゴカルミン撒布も併用して病変かどうかを確認する.
- 質的診断にはまずは NBI 拡大観察所見を用いて，個々の血管の形態や表面模様に注意して所見を読む.
- NBI 拡大観察で診断に自信が持てない場合や癌を疑う場合は，色素拡大内視鏡観察を用いて pit pattern を確認する. 診断の gold standard は pit pattern である.

3. 大腸の登竜門

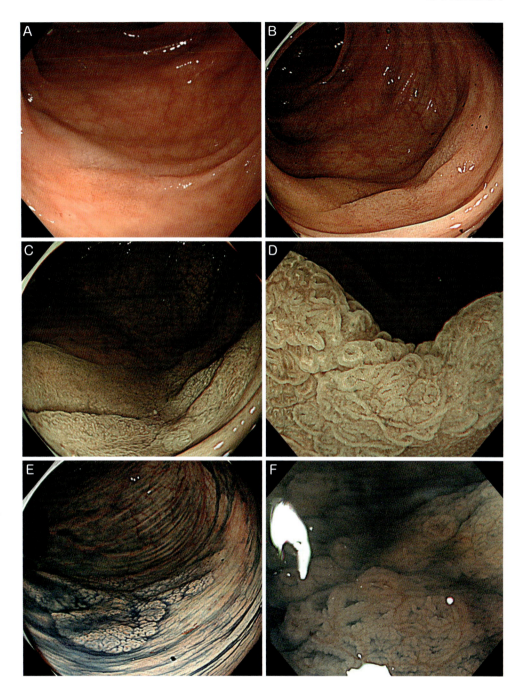

其の四 「消化器内視鏡の登竜門」〜精選症例クイズで開眼すべし!〜

187

Answer と解説

A1 ③

上行結腸に認められたわずかに隆起した病変である．病変の大部分は褪色調で，中心に淡く発赤した部分が狭い範囲に観察される（図 A）．病変は周囲の粘膜の引きつれを伴っており，空気量を少なく調整すると粘膜の引きつれが明瞭となり，中心の発赤部分が相対陥凹として観察される（図 B' 矢印；粘膜の引きつれ）．表面は平坦で結節は伴わず，病変の境界は不明瞭である．SSA/P は一般的に豊富な黄色調の粘液が病変表面を覆っていることが多く，病変発見の契機になることが多く経験される．鑑別疾患は過形成性ポリープや非顆粒型側方発育型腫瘍（LST-NG）である．過形成性ポリープの色調は褪色調あるいは背景粘膜と同色調であるが，境界は鮮明で表面がより平滑となることが鑑別ポイントである．LST-NG は発赤調であり，NBI 拡大観察にて network 状の血管模様や ⅢL 型・ⅢS 型 pit pattern が観察されることが鑑別ポイントである．

NBI 非拡大観察で病変は褪色調に観察され，表面は軽度の不整を伴い，雲のように観察される（図 C）．中心の相対陥凹を拡大すると，スリット状や大小不同に開大した腺管開口部が観察される（図 D' 黄色丸部；開大した腺管開口部）．開大した腺管開口部は SSA/P の組織学的特徴である'内腔に粘液を有する寸胴型の拡張腺管'を反映した所見であることが示唆される．また，表面に拡張・蛇行した微細な血管が観察され，報告される SSA/P の特徴に一致する（図 D' 赤丸部；拡張・蛇行した血管）．

色素撒布により病変の境界と表面模様が明瞭となる（図 E）．中心の相対陥凹を拡大すると，星芒状の pit と開大した pit が混在して観察され（Ⅱ型 pit pattern，開大Ⅱ型 pit pattern），SSA/P の所見に一致する（図 F）．拡大観察上は癌を疑う所見（Ⅴ型 pit pattern）は観察されず，通常観察における粘膜の引きつれ像や相対陥凹所見と拡大観察所見が乖離している．最近，二段隆起，陥凹，発赤などは dysplasia を伴う SSA/P と関連する内視鏡所見とする報告があり，本症例に認められる発赤を伴う相対陥凹は dysplasia に注意する必要がある．最終診断は上行結腸の 25 mm 大，SSA/P である

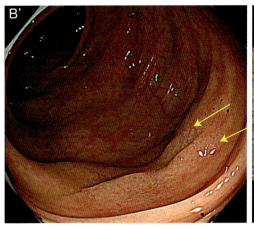
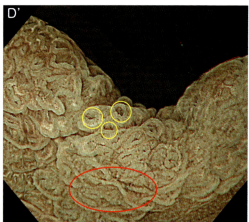

A2 ②

　以上の診断過程から内視鏡治療適応病変と考える．SSA/P は患者の大腸癌に対するリスクを限りなく 0 に近づけるため切除が勧められる．SSA/P は基本的に cold polypectomy や EMR の適応であるが，SM 浸潤を伴うこともあるので内視鏡治療の選択には慎重になる必要がある．本症例は通常観察所見から dysplasia の併存も疑うことができ，正確な病理診断が必要と考え ESD を選択した．

最終病理診断

　tubular adenocarcinoma, well differentiated in sessile serrated adenoma/polyp, ascending colon, 0-Ⅱa, 24×18 mm（全体），tub1, pT1a（SM），ly0, v0, pHM0, pVM0

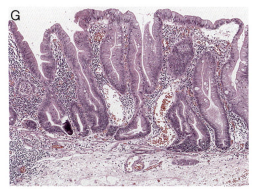
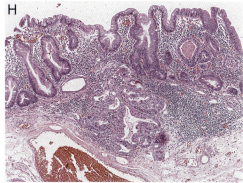
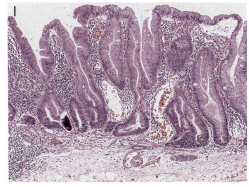

　病変は上皮の鋸歯状構造と陰窩の不規則な分岐，陰窩底部の水平方向への変形を伴う．このような構造が病変の 10％以上で認められ，SSA/P と診断した（図 G〜I）．内視鏡で相対陥凹が認められた部位に一致して，高分化腺癌が粘膜下層に浸潤する．高分化腺癌は表面には露呈せず，拡大内視鏡所見に矛盾しない所見である．粘膜筋板の走行は同定でき，粘膜筋板からの浸潤距離は 950 μm であった．脈管侵襲および切除断端は陰性であった．

文献
1) Yamada M et al. Gastrointest Endosc 2015; **82**: 108-117
2) Murakami T et al. Gastrointest Endosc 2017; **85**: 590-600

［山田真善・斎藤豊］

先達の苦い経験から学ぶ～大腸編～

症例は40歳代男性．便潜血陽性にて前医にて下部消化管内視鏡検査を施行し，下部直腸に病変を認めたため加療目的に当科紹介となった．

当院での下部消化管内視鏡検査所見では，下部直腸に辺縁に粘膜隆起を伴う，発赤調の平坦な陥凹性病変を認めた．送気にて病変の進展は良好で，周辺粘膜隆起は目立たなくなり，肉眼型は0-Ⅱcと診断した．一部にごく小さい陥凹内隆起様の部分を認めた（図 1a）．

NBI拡大観察では網目上の分布は消失しており血管の不均一な分布が目立った．また非常に狭い領域ながら疎血管野を認め，JNET分類で考えるとType 3と考えられた（図 1b）．

クリスタルバイオレット染色では主としてⅢSまたはⅢL pitを認め，一部では不整な配列も認められた．粘膜内隆起様の部位では評価困難なところもあった．一部ⅢS pitが残っているもの比較的不整の強いpitと考えられた．総合的にⅥ non-invasive patternと診断し，深達度はTis（M）またはT1a（SM1）と考えた．しかし，陥凹内隆起を認めており，深達度T1bを否定しきれなかった（図 1d, e）．大きさが15 mmと小さく，部位が下部直腸であり，診断的にESDを施行した（図 1f，図 2）．

病理診断の結果は，Rb, 12 mm, 0-Ⅱa + Ⅱc, adenocarcinoma, well to moderately differentiated

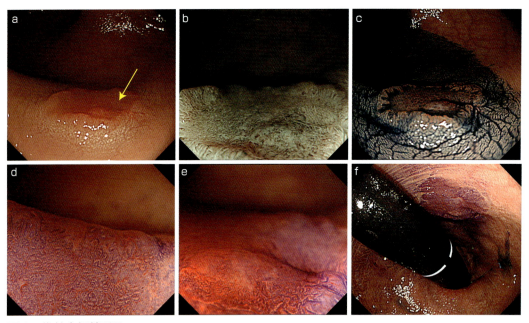

図1 術前内視鏡所見
a：下部直腸に約15 mm大，発赤調の平坦陥凹性病変を認めた．矢印部分で陥凹内隆起を認めた．
b：NBI拡大観察では不整な血管と疎血管野を認め，JNET分類Type 3と考えられた．
c：インジゴカルミン撒布像では明瞭な陥凹局面を認め，肉眼型0-Ⅱcをした．
d：クリスタルバイオレット染色拡大観察では全体にはⅢS-ⅢL pitであった．
e：陥凹内隆起部では一部pit構造を認めるものの不整が強く，Ⅵ高度不整が疑われた．しかしながら領域は狭く，総合的にはⅥ non-invasive patternと診断している．
f：スコープとの対比で比較的小さい病変であることがわかる．T1bも疑われたが診断的ESDが選択された．

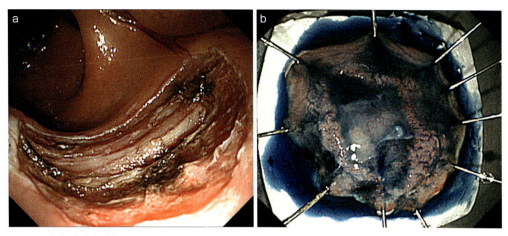

図2 治療時内視鏡所見
ESDにて一括切除施行された.

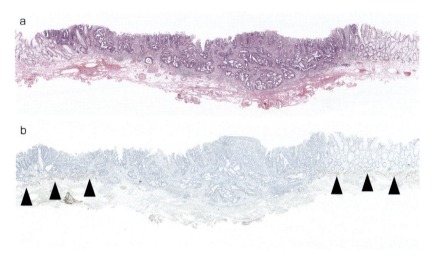

図3 病理ミクロ所見
a：陥凹性病変を認める．粘膜下層への浸潤が認められるが，粘膜筋板の評価が難しい．
b：デスミン染色を行うと浸潤部分での粘膜筋板の断裂が明らかとなる．この場合，浸潤距離は病巣の表層から測定する．本病変では1,700μmでSM2と判定された．

type, T1b（1,250μm），por（−），ly0, v0, HM（−），VM（−）であった．Hematoxylin-Eosin（HE）染色上，表層に粘膜内病変が存在していると考えられた．浸潤部では一部粘膜筋板が破壊されているようであり，デスミン染色を追加したところ，腫瘍浸潤部においても粘膜筋板が認められた．しかしながら残存する粘膜筋板は一部途絶を認め，表層から測定した場合の深達度は1,700μmであった（図3）．当時の癌取扱い規約（2007年版）では筋板のラインが推定可能な例は粘膜筋板からの浸潤距離を測定するとしている．推定筋板から測定するにせよ，表層から測定するにせよ，当時のガイドラインにおいても，基本的には追加外科的切除を考慮する病理結果であった．しかしながら下部直腸病変であり追加外科的切除となった場合肛門温存が困難となることも考慮し，内視鏡医・病理医・外科医を交え，追加外科的切除の必要性について何度か検討を行った．最終的にご本人が経過観察を希望されたため，半年に1回の造影CT，腫瘍マーカー採血および1年に1

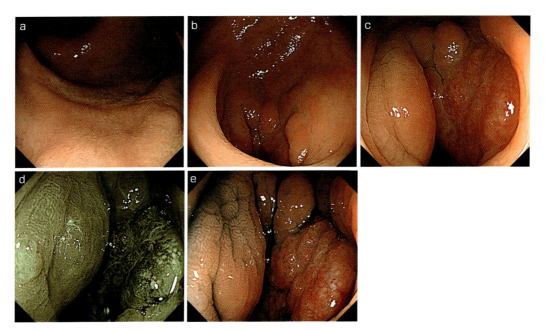

図4 再発時の内視鏡所見
a：下部直腸に ESD 瘢痕を認める．
b, c：ESD 瘢痕より口側やく 5 cm に発赤調なだらかな立ち上がりの隆起性病変を認めた．
d：NBI 観察では非上皮性粘膜に覆われている部分が多かった．
e：インジゴカルミン撒布像

回の下部消化管内視鏡検査にて慎重にフォローすることとなった．術後 4 年間無再発で腫瘍マーカーの上昇も認めず，当院フォローアップ終了とし，その後は近医にて定期的にフォローすることとなった．しかしながら，当院フォローアップ終了 2 年 3 ヵ月後，術後 7 年 3 ヵ月後に近医での CT 検査にて肝内の腫瘍を疑われた．

下部消化管内視鏡検査では下部直腸に ESD 瘢痕を認め，その口側約 5 cm に発赤調の隆起性病変を認めた．病変表面は大部分が非腫瘍粘膜に覆われており，上皮性変化に乏しい所見であった（図4）．

腹部造影 CT 所見では直腸間膜内リンパ節の腫大を認めた．また，肝腫瘤性病変を認め，肝転移が疑われた（図5）．

大腸外科・肝臓外科・化学療法科・放射線科・内視鏡科にてカンファレンスを複数回施行し，まず外科的切除（腹会陰式直腸切断術，abdominoperineal resection：APR）が施行された（図6）．病理所見では粘膜から漿膜下層へ浸潤する中〜低分化腺癌であり，腸管付着リンパ節への転移を認めた．

APR 施行後，FOLFOX 10 コース，5-FU/LV を 13 コース施行し，PR の評価であったため APR より 1 年後にその時点で認められていた肝転移 4 個に対し，肝部分切除術を施行，病変が切除された．さらに 1 年後（APR より 2 年後），再び肝転移再発を認め，肝切除が選択，5 個の肝転移が切除された．しかしながらその 6 ヵ月後（APR より 2 年 6 ヵ月後）に 3 個の肝転移再発を認めたため，再び FOLFOX を施行し PR を維持している．

大腸癌治療ガイドライン 2016 年度版（医師用）における内視鏡摘除後の追加切除の適応基準によると，垂直断端陽性の場合は外科的切除が望ましく，①SM 浸潤 1,000 μm 以上，②脈管侵襲陽性，

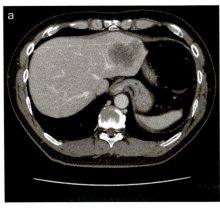
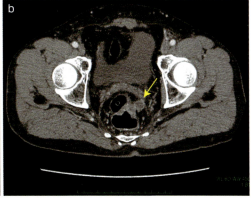

図5　再発時腹部造影CT所見
a：肝左葉に周辺軽度造影効果を認める不整な低エコー腫瘤を認めた．
b：上部直腸周辺にリンパ節腫大を認め，腸管壁の軽度肥厚を認めた（矢印）．

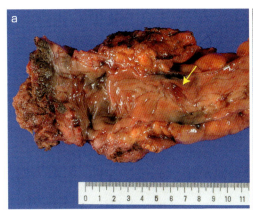
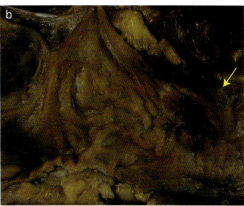

図6　追加切除．病理マクロ所見
a：固定前手術標本
b：固定後標本

③低分化腺癌，印環細胞癌，粘液癌，④浸潤先進部の簇出（budding）Grade 2/3，のいずれかが認められるものに対しリンパ節郭清を伴う腸切除を考慮するとされている．

コメントとして「しかしながら，1,000 μm以深浸潤例のすべてが追加手術の絶対適応になるわけではない．SM浸潤度1,000 μm以上であっても9割程度はリンパ節転移がないわけであり，SM浸潤度以外のリンパ節転移危険因子，個々の症例の身体的・社会的背景，患者自身の意思などを十分に考慮したうえで追加治療の適応を決定することが重要である．」と記されている．

浸潤距離以外のリンパ節転移のリスク因子が陰性であった場合，浸潤距離が1,500～2,000 μmまでならリンパ節転移の危険性は低いのではないかという議論もしばしば聞かれる．これらの議論に直ちに正解はなく，症例毎に議論を重ねて検討すべきであると思われる．本症例も，内視鏡医・外科医・病理医の検討会を複数回行い，外来での主治医とご本人との相談も何回か行ったうえでの決断であった．しかし，検討に検討を重ねたうえでの結果とはいえ，苦い経験となってしまった．

本症例で注意したい点のひとつは，時期によって参照される大腸癌治療ガイドラインが異なる

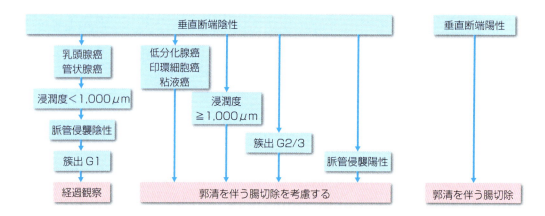

図7 内視鏡的摘除後のpSM癌の治療方針
(大腸癌研究会.大腸癌治療ガイドライン医師用2016年版を参考に作成)

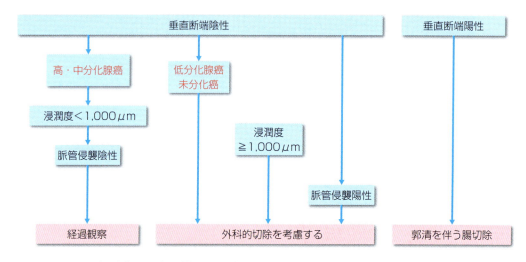

図8 2007年時点での内視鏡的摘除後のpSM癌の治療方針
リスク因子について,赤字部分についても表現が現在のものとは若干異なっている.
(大腸癌研究会.大腸癌治療ガイドライン医師用2016年版を参考に作成)

ということである.たとえば2007年に治療が施行されたとするとガイドラインは2005年版であり,2016年版とは異なり粘膜癌や簇出はリスクとして記載されていない(図7,図8).しかし基本的な考え方としては,QOLの維持と生命予後のバランスをどのように考えるかという点が重要となる.

Ikematsuは,結腸ESD 549例および直腸ESD 209例に対し,臨床病理学的因子を用いて再発低リスクと高リスクで分けた多施設・レトロスペクティブな報告では,低リスク症例に対して内視鏡治療のみ施行した群,高リスク症例に対して内視鏡治療のみ施行した群,高リスク症例に対して内視鏡治療後,追加外科的切除を施行した群の3群を解析している[1].全体における再発率をみると,結腸0〜1.9%,直腸6.3〜16%,5年局所無再発率は,結腸96〜97%,直腸77〜95%と結腸に比べ直腸において再発率が高いことが報告されている.一方で本症例は下部直腸であり,追加

外科的切除を行った場合は人工肛門となり肛門機能の温存は困難となる．特に若いほうが，肛門機能温存のために追加外科的切除せずにフォローアップすることのメリットとデメリットをどのように説明すべきか，改めて考えさせられる．

　また，本症例を鑑みると最低7～8年間の細かいフォローアップが必要だったと考えられる．よって，慎重にフォローアップするのであれば，年に1回の造影CT，腫瘍マーカー検査，1年に1回の内視鏡検査を予定し，10年間以上フォローアップ継続するのが妥当とも考えられる．一方，10年間の慎重なフォローは，患者本人にとってかなりの負担になることも考慮しなければならない．

　フォローアップするにせよ，追加外科的切除を選択するにせよ，いずれにしても安易な選択とはなり得ないということをよく説明し，悔いのない選択をするよう心がけるようにしたい．

先輩ドクターからの金言
「忙しいは理由にならない」（藤井隆広）

文献
1) Ikematsu H et al. Long-term outcomes after resection for submucosal invasive colorectal cancers. Gastroenterology 2013; **144**: 551-559

[高丸博之・斎藤豊]

其の四　「消化器内視鏡の登竜門」～精選症例クイズで開眼すべし！～

消化器内視鏡医を目指す若い先生へ

　私の消化器内視鏡医としての原点は，北海道南部の小さな田舎町の病院にある．北海道大学を卒業した後，研修医としてその病院に出張していた私は，専門性や臓器に関係なく，あらゆる疾患を受け持っていた．当時の臨床研修制度は今のシステムと異なっていたし，また地方の小病院だったこともあり，専門性による患者さんの選び好みなどしていられる状況ではなかった．毎日を夢中で過ごしていたある日，私は70歳代後半の脳出血の女性の患者さんを受け持った．その患者さんは胃潰瘍を伴っていた．私は，使い方を教えてもらったばかりの内視鏡検査をして，形態学的所見から胃癌と診断した．

　生検組織結果では癌細胞は出てこなかったものの，上司である先輩の先生も「これは胃癌である」と診断された．その後，しばらくして，患者さんは脳出血後遺症のほか，全身合併症のため亡くなられた．病理解剖後，胃の病理組織を含めて大学病院に送って精査したところ，胃癌はなく良性の胃潰瘍であった．

　このとき受けたショックは，今も忘れられない．良悪性の診断もできず，医師として生きていけるのかと思い悩んだ．"消化器癌の診断をきっちりとつけて，さらに消化器内視鏡学を極めたい．それには最新の設備と情報が揃って優秀な人材が多くいる東京へ行かなければならない"と決意した．27歳で上京して，癌研附属病院（当時は大塚にあった），国立がん研究センター中央病院，同東病院と長い間，消化器癌の診断と治療に携わる人生を送ることになった．

　時を経て，平成13年（2001年）に東京慈恵会医科大学内視鏡科教授に就任した．その年に医局内外で3つのスローガンを提唱した．1つは国際性をもつこと，2つ目は仕事での協調性をもつこと，3つ目は独創的な研究を行うことである．その後，附属病院副院長を経験し，さらに内科学講座消化器・肝臓内科主任教授として大きな教室の管理運営にかかわりながら，順境も逆境も経験しながら，どんな逆境のときでも"プラス思考で前向きに進むこと"を実践してきた．

　世界の大きな潮流のなかで一流の消化器内視鏡医を目指すためには，広い国際的視野で強い思考力とスピード感をもつこと，また自分一人で内視鏡ができるわけではなく，周囲の医師，メディカルスタッフの方々と協調性をもつことが必要である．他の先生がやっていることを模倣して同じことを繰り返すのではなく，独創的研究を創意工夫して，臨床応用するための問題と辛抱強く向き合い，粘り強く実現させていく力をもつことが要求される．

　そして，忘れてはならないことは，内視鏡医であっても必ず患者さんをみることを最優先してベッドサイドに行くことが重要であり，常に私自身もそのことを長年実践するように努めてきた．それが，私の消化器内視鏡医としての原点だからである．

　また，日本消化器内視鏡学会の研修カリキュラムの目標にも明記してあるが，消化器内視鏡という技術を通じて，スキルのみに陥ることなく，その背景にある病態，そして患者への深い理解を実現する気持ちを持ち続けることが重要である．

［田尻久雄］

索 引

欧 文

A
adenoma detection rate（ADR）　15
angulus　27
antrum　27
auto-fluorecent imaging（AFI）　21

B
Barrett 食道　84, 88, 102
blue laser imaging（BLI）　21, 56
brownish area（BA）　47, 50
Brunner 腺過形成　149, 152

C
cardia　27
charge-coupled device（CCD）　19
corkscrew pattern　130
corpus　27

E
endoscopic full layer resection（EFTR）　63
endoscopic laryngo-pharyngeal surgery（ELPS）　75
endoscopic mucosal resection（EMR）　63, 67
endoscopic submcosal dissection（ESD）　63, 68

F
field cancerization　46, 72, 94
flat lesion detection rate（FDR）　59
fornix　27
Forrest 分類　39
fundus　27

G
gastric adenoma　114
greater curvature　27

H
Herrmann 線　30

I
image-enhanced endoscopy（IEE）　15, 20
incisula　27

index of hemoglobin（IHb）　20
intra-epithelial papillary capillary loop（IPCL）　50
irregular microsurface pattern　140, 144
irregular microvascular pattern　140, 144

J
jiggling technique　57
JNET 分類　62

K
Kerckring 襞　28

L
large intestine　29
laterally spreading tumor（LST）　41
lesser curvature　27
leukoplakia　80
Lugol chromoendoscopy（LC）　49

M
major papilla　27
micro surface pattern（MSP）　116
micro vascular pattern（MVP）　116
milk-white mucosa　148
minor papilla　28

N
narrow band imaging（NBI）　21, 56
neuroendocrine tumor（NET）　68

P
papilla Vater　27
pink color sign（PC sign）　94
POEM　63
pylorus　27

R
regular arrangement of collecting venules（RAC）　27
right turn shortening　59

S
sniffing position　48

superficial nonampullary duodenal epithelial tumors
　（SNADET）　148

T
Treitz 靱帯　27

V
Vater 乳頭　148

和文

あ
悪性リンパ腫　126
α ループ法　59
アングル機能　53

い
胃　27
胃角部　27
異所性胃粘膜　88, 96, 100, 148, 152
胃体部　27
胃底腺ポリープ　122
胃底部　27
インジゴカルミン　20
インゼル　134
咽頭　23
咽頭麻酔　8

え
塩酸ペンタゾシン　9

か
潰瘍の分類　38
下咽頭　24
画像強調観察　15, 20
下部消化管　14
カルチノイド　148
簡易フラッシング質問紙法　46

き
キシロカイン　9
木村・竹本分類　37
逆流性食道炎　84, 88, 100
穹窿部　27

く
クリスタルバイオレット　20

け
血液量指標　20

こ
構造強調　20
喉頭　23
肛門管　32
コールドポリペクトミー　67

し
ジアゼパム　9
色彩強調　20
色素法　20
ジメチコン　8
十二指腸　27
主乳頭　27
上咽頭　23
消化性潰瘍　126
上部消化管　8
小彎　27
食道　24
食道カンジダ症　96, 100
食道癌病型分類　34
神経内分泌腫瘍　68

す
スコープの種類　21
スネアポリペクトミー　67

せ
声帯結節　80
声帯ポリープ　79
声門　23
声門下部　23
声門上部　23
腺腫発見割合　15
前処置　8, 14
前庭部　27

そ
早期胃癌肉眼型分類　39

た
大腸　29
大腸癌肉眼型分類　41
大彎　27

ち

中咽頭　23
鎮痙薬　9, 15
鎮静薬　9, 14
鎮痛薬　9, 14

つ

通常白色光内視鏡　49

て

デクスメデトミジン　9
デジタル法　20

な

内視鏡的筋層切開術　63
内視鏡的粘膜切除術　63
内視鏡の歴史　19

ね

粘膜内癌　122

は

白板症　80
パリ分類　35

ひ

光デジタル法　21
非乳頭部表在性十二指腸腫瘍　148

ふ

副乳頭　28
ブチルスコポラミン　9
フラッシャー　72

フ

フルニトラゼパム　9
プロナーゼ　8
プロポフォール　9
噴門　27

へ

ペチジン塩酸塩　9

ほ

ポリペクトミー　67

ま

まだら食道　94

み

ミダゾラム　9

め

メチレンブルー　20
メラノーシス　46

や

山田分類　37

ゆ

幽門　27

よ

ヨード色素内視鏡　49
ヨード染色　20

ろ

濾胞性リンパ腫　148

消化器内視鏡の登竜門 — 内視鏡診断のすべてがわかる虎の巻

2018 年 11 月 10 日　発行	監修者　田尻久雄
	編集者　井上晴洋，斎藤　豊
	発行者　小立鉦彦
	発行所　株式会社 南 江 堂

〒113-8410 東京都文京区本郷三丁目 42 番 6 号
☎（出版）03-3811-7236　（営業）03-3811-7239
ホームページ http://www.nankodo.co.jp/

印刷・製本 日経印刷
装丁 渡邊真介

The Gateway to GI Endoscopy Master
© Nankodo Co., Ltd., 2018

定価はカバーに表示してあります．
落丁・乱丁の場合はお取り替えいたします．
ご意見・お問い合わせはホームページまでお寄せください．

Printed and Bound in Japan
ISBN978-4-524-24177-4

本書の無断複写を禁じます．

JCOPY〈（社）出版者著作権管理機構 委託出版物〉

本書の無断複写は，著作権法上での例外を除き禁じられています．複写される場合は，そのつど事前に，
（社）出版者著作権管理機構（TEL 03-3513-6969，FAX 03-3513-6979，e-mail: info@jcopy.or.jp）の
許諾を得てください．

本書をスキャン，デジタルデータ化するなどの複製を無許諾で行う行為は，著作権法上での限られた例外
（「私的使用のための複製」など）を除き禁じられています．大学，病院，企業などにおいて，内部的に業
務上使用する目的で上記の行為を行うことは私的使用には該当せず違法です．また私的使用のためであっ
ても，代行業者等の第三者に依頼して上記の行為を行うことは違法です．